COMITÉ MÉDICO-CHIRURGICAL
DE LYON

RAPPORTS DES COMMISSIONS

PAR MM.
ALBERTIN, COMMANDEUR, J. COURMONT
MOUISSET, PAVIOT, TIXIER

1903

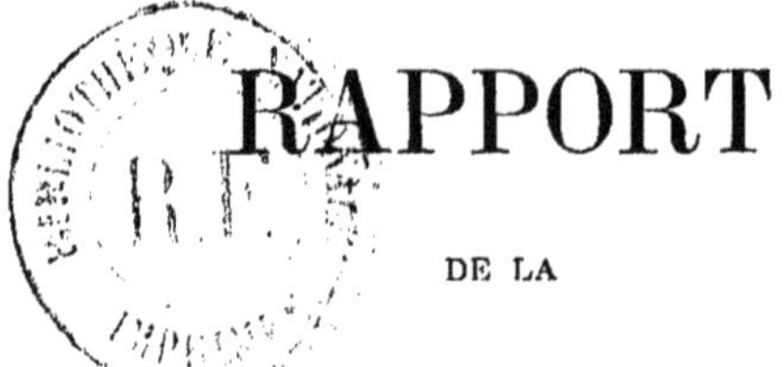

RAPPORT

DE LA

COMMISSION D'HYGIÈNE

PAR MM.

COMMANDEUR, Accoucheur des Hôpitaux;
J. COURMONT, Professeur à la Faculté, Médecin des Hôpitaux;
TIXIER, Agrégé, Chirurgien des Hôpitaux.

Messieurs,

Le mois que vous nous aviez accordé le 10 janvier 1902, pour établir ce rapport est depuis longtemps écoulé. Nous n'avons pu agir plus rapidement. Il est inutile de rappeler les causes de ce retard. Nous tenons, cependant, à vous remercier du concours que vous nous avez apporté par plusieurs votes successifs; ils nous ont permis de mener à bien notre tâche tout entière. Actuellement, nous avons visité, dans leurs plus petits détails, tous les hôpitaux de Lyon, et nous pouvons vous résumer nos impressions.

I. — INTRODUCTION.

DU ROLE DE LA COMMISSION D'HYGIÈNE

Ce rapport sera relativement court. Nous avions eu, primitivement, l'intention de vous présenter une analyse complète de nos observations et de nos critiques sur l'organisation de chaque hôpital et même de chaque service. Nous nous sommes bien vite rendus compte que ce serait là une œuvre beaucoup trop longue, confuse, et sujette à de multiples répétitions. Nous préférons vous transmettre nos réflexions sous une forme plus générale, plus con-concise, en les appuyant, chemin faisant, de quelques exemples topiques, qui montreront parfois le bon côté, plus souvent les défauts, de l'organisation hygiénique de nos hôpitaux. D'ailleurs, un certain nombre de nos critiques, basées sur des visites déjà anciennes de plusieurs mois, risqueraient de porter à faux, car de nombreuses modifications ont, durant ces derniers temps, été apportées dans les différents hôpitaux, touchant aux points les plus manifestement défectueux. C'est, en effet, une grande satisfaction pour votre Commission d'hygiène de constater que tout le temps consacré par ses membres à la visite des hôpitaux lyonnais a, dès maintenant, porté une partie de ses fruits. La simple annonce de son passage a même parfois suffi à désillier les yeux et à faire immédiatement cesser des errements séculaires. L'initiative que vous avez prise n'aurait-elle servi qu'à réaliser les progrès accomplis en 1902, qu'elle aurait déjà eu des résultats très appréciables. C'est particulièrement sur les dortoirs du personnel secondaire hospitalier que notre visite a forcé l'examen ; regarder ces locaux suffisait à les condamner. La plupart ont été aussitôt améliorés, pour nous être présentés dans des conditions, encore insuffisantes, cependant bien meilleures que celles du passé.

Si nous ne recopions pas ici toutes les notes prises par nous sur les défectuosités de vos services, si nous ne transcrivons pas les observations écrites qui nous ont été remises par nombre d'entre vous (MM. Audry, Chappet, Josserand, Poncet, Rochet, Roque, etc,), il ne s'en suit pas que ce travail considérable doive être perdu. Pour l'utiliser, il suffira de bien s'entendre sur le rôle de votre Commission d'hygiène et sur la façon dont vous voudrez bien, à l'avenir, mettre son dévouement à contribution.

Précisons ces points.

Vous vous le rappelez : vous avez nommé une Commission permanente d'hygiène et l'Administration a accepté cette création (23 janvier 1902). Vous changerez chaque année, si vous le désirez, les membres de cette Commission, mais celle-ci ne cessera jamais d'exister. Le but de cette innovation est de vous décharger, quand vous le voudrez, individuellement, du souci des réclamations personnelles que vous pourrez avoir à faire quant aux réformes hygiéniques, et de donner à ces réclamations, à ces avis, une portée plus considérable, puisque votre Commission est l'émanation même de tout le Comité médico-chirurgical, et que ses consultations sont, en dernier ressort, soumises à votre approbation.

La Commission, en possession des notes qu'elle a prises, et auxquelles nous faisions allusion plus haut, sera toujours à même de vous transmettre un avis rapide, appuyé sur des faits, vous indiquant ce qui existe, à des points de vue analogues, dans les autres hôpitaux, étrangers, français ou lyonnais, ou simplement dans d'autres services. Nous allons, d'ailleurs, vous soumettre un plan général de ce que devrait être, selon nous, l'Hôpital moderne; chacun pourra comparer ce lointain idéal avec l'état actuel de son service, mesurer la distance qui les sépare, et réclamer ce qui est réalisable. Nous restons à votre disposition pour faire d'autres études touchant tous les points spéciaux que vous voudrez bien nous soumettre. C'est là, croyons-nous, le seul moyen de ne pas stériliser nos efforts en énumérant, dans un seul rapport, tous les détails de notre organisation hospitalière (et ils sont nombreux) qui réclament de promptes réformes hygiéniques. Tel est donc, d'après nous, la façon la plus utile de comprendre le rôle de la Commission d'hygiène vis-à-vis du Comité médico-chirurgical.

Son rôle, vis-à-vis de l'Administration, ne devrait pas être moindre. Nous estimons que le Comité médico-chirurgical devrait être sérieusement consulté sur toutes les questions techniques touchant à l'hygiène; ses décisions devraient avoir, dans l'Administration de nos hôpitaux, une autorité morale, qui lui a toujours été déniée jusqu'à présent. Le Comité paraît décidé à revendiquer cette légitime influence, à en juger par l'empressement que mettent, depuis un an, ses membres à assister aux séances. Mais, comme le Comité ne peut pas siéger en permanence, ni être convoqué à tout instant, il est naturel que l'Administration s'adresse pour les faits essentiellements techniques, à l'une des deux Commissions que vous avez nommées.

Nous vous rappelons comment, dans ces cas, fonctionne le rouage. Si l'Administration, ou un Chef de service, nous demandent un avis, nous le rédigeons et l'envoyons au président du Comité médico-chirurgical. Ce dernier juge si la question est suffisamment grave pour réunir le Comité et lui faire approuver les conclusions de la Commission, ou s'il peut envoyer directement la consultation au président du Conseil d'Administration qui peut, d'ailleurs, à nouveau, saisir le Comité. C'est ainsi que nous avons déjà procédé dans deux ou trois circonstances, particulièrement lorsque, après nos visites des hôpitaux, nous avons cru devoir attirer l'attention de l'Administration sur des réformes de toute urgence (certains dortoirs du personnel, crachoirs de l'Hôtel-Dieu, etc.)

Nous avons également l'intention d'envoyer à chaque Directeur un résumé de nos réflexions sur l'hygiène de son hôpital, afin qu'il soit au courant de nos desiderata.

Si, Messieurs, vous êtes bien décidés à utiliser de cette manière le dévouement de vos Commissions, vous aurez en main un levier tout puissant pour réclamer, en faveur de nos malades, tous les bienfaits du progrès moderne. Vos Commissions seront, par ce seul fait, dédommagées de la tâche très lourde qu'elle ont assumée et des nombreux instants passés à pénétrer le fonctionnement des hôpitaux lyonnais.

II. — L'HOPITAL MODERNE

Schématisons, aussi brièvement que possible, ce que devrait être, selon nous, l'hôpital moderne.

L'Hôpital moderne diffère profondément de ce qu'étaient les établissements similaires, il y a seulement un demi-siècle. C'est précisément dans cette différence, dont l'évidence n'a pas encore éclaté à tous les yeux, dans les Administrations tout au moins, que gît le germe des conflits actuels entre les traditions du passé et les exigences du progrès. Il faut, en conséquence, l'établir clairement.

Autrefois, l'hôpital méritait bien le nom d' *ospice.* Son but était d'abriter le plus grand nombre possible de malheureux ; le traitement scientifique, le diagnostic étiologique, les précautions hygiéniques étaient inconnus. Créer un hospice consistait à accumuler sous un toit le maximum de lits, en utilisant les recoins les plus sombres et les plus cachés. La partie médicale était réduite à une salle d'opérations pour le chirurgien, à un cahier de pharmacie pour le médecin. L'aménagement des salles, leur mobilier, les bains, le chauffage, le régime alimentaire, etc., échappaient complètement à l'ingérence du médecin et aux préocupations des administrateurs.

Avec les progrès de la chirurgie, vinrent les salles d'opérations luxueuses, mais les dortoirs des malades, même en chirurgie, les services de médecine tout entiers, restèrent, à Lyon, complètement en dehors du mouvement progressiste. Si bien, que nous nous trouvons, au début du XXe siècle, en présence d'une organisation absolument archaïque.

Veut-on un exemple typique? Le service du chirurgien-major de l'Hôtel-Dieu, de M. Pollosson, est doté de la luxueuse salle d'opérations créée par Poncet, mais la salle Saint-Louis, qui en dépend, et qui comprend plus de 70 lits n'a pas un seul robinet-lavabo d'eau courante. Les malades, qui passent souvent plusieurs mois dans le service, ne se lavent jamais. S'ils sont trop sales, on apporte à leur lit un récipient d'eau au moyen de la voiture à pansements!

Actuellement, nous envisageons l'hôpital, non plus seulement comme l'asile de la souffrance, mais encore comme un type de l'organisation modèle du traitement scientifique des maladies. Le médecin doit exercer, dans sa construction, son aménagement, sa direction de tous les jours, ses incessantes transformations, une influence inconnue de nos prédécesseurs; il doit pouvoir exiger, pour les malheureux confiés à ses soins, toutes les ressources mises à notre disposition par les progrès de la science, non-seulement en vue de la thérapeutique, mais en vue du bien-être et de l'hygiène. L'hôpital moderne offrira donc, d'une part, les installations nécessaires au traitement lui-même, sur lesquelles nous n'avons pas à insister ici, mais aussi le summum de la perfection hygiénique. Aucune contamination intérieure ne sera possible (isolement, stérilisation); l'encombrement par des chroniques incurables sera évité aux malades aigus qu'on peut rendre valides à la société; la réunion de toutes les conditions propres à la convalescence sera la règle; la propreté la plus méticuleuse sera d'autant plus exigée que l'immeuble est plus sale par destination. L'hôpital moderne devrait aussi servir à l'éducation hygiénique du peuple, chaque malade y contractant des habitudes hygiéniques qu'il conserverait et rapporterait à son foyer. En somme, son but doit être bien plus de rendre service à la société, en guérissant ceux de ses membres qui sont atteints de maladies curables et en les préservant, par l'éducation hygiénique, contre les maux à venir, que d'hospitaliser le plus grand nombre de miséreux pour lesquels la médecine est impuissante. Hospitalisation et Assistance sont deux œuvres tout à fait distinctes.

Voilà l'idéal dont l'hôpital moderne doit se rapprocher aussi près que possible. Il est bien évident que, dans une pareille organisation, le rôle du médecin grandit tous les jours, à côté de celui de l'administration financière pure et simple. C'est ce qu'il faut nettement mettre en relief. Le Comité médico-chirurgical a pour mission de résoudre toutes ces questions, si nouvelles, dont les anciens administrateurs ne pouvaient avoir la moindre notion.

Nous allons passer en revue toutes les faces du problème. Chemin faisant nous montrerons, par des exemples, ce que nous louons et ce que nous critiquons dans nos hôpitaux lyonnais, en un mot ce qui se rapproche ou s'éloigne le plus de l'idéal rêvé. Certes, tout n'est pas à blâmer dans l'organisation hygiénique de nos hôpitaux; nous citerons même, çà et là, des installations presque parfaites ; cependant, disons-le de suite, l'impression générale est mauvaise. *L'hôpital lyonnais est essentiellement antihygiénique.*

III. — SITUATION DE L'HOPITAL

L'hôpital doit être suburbain, aussi loin que possible de la ville, presque à la campagne, à l'extrémité des tramways de pénétration. Les raisons sont faciles à énumérer : meilleur air pour les malades, moindre danger pour la ville, emplacement bon marché permettant de vastes installations. Le terrain sera suffisamment étendu pour que les bâtiments ne couvrent que la dixième partie de sa superficie ; le reste sera en jardins, en promenades, en pelouses, car l'hôpital doit être situé au milieu d'un parc. C'est ainsi que sont situés tous les hôpitaux modernes, à l'étranger et dans plusieurs villes de France (Montpellier, Saint-Étienne, etc.).

Ces principes sont utiles à poser à Lyon, puisqu'on nous fait espérer la création prochaine d'un hôpital sur la rive gauche. Espérons que son emplacement a été réservé en bonne place et suffisamment vaste.

Que dire des hôpitaux qui existent ? Ceux du Perron, de Longchêne sont merveilleusement placés. L'emplacement de celui de la Croix-Rousse a été bien choisi. L'Antiquaille est construite sur un coteau, au milieu des arbres ; c'est, en réalité, un hôpital cloîtré, outre son accès difficile ; le terrain étant très en pente, les jardins ne sont pas utilisés et les malades ne jouissent pas beaucoup plus du soleil qu'à l'Hôtel-Dieu ou à la Charité ; nous avons trouvé, dans les dortoirs de cet hôpital, des enfants qui n'en étaient pas sortis depuis des années.

Quant à l'Hôtel-Dieu et à la Charité, ils sont un anachronisme ; ils sont le type de l'ancien hospice ; ils ne peuvent être transformés en hôpitaux modernes. Leur situation en pleine ville les condamne ; ils seront, tôt ou tard, appelés à disparaître. Aussi nous inspirent-t-ils les réflexions suivantes. Puisque leur désaffectation n'est qu'une question de temps, ne vaudrait-il pas mieux l'envisager courageusement en face, avec toutes les difficultés matérielles qu'elle comporte, que d'enfouir, dans ces vieilles bâtisses, des millions qui tout en les rendant de moins en moins négociables, sont incapables d'en faire des hôpitaux du XXe siècle ? Prenons des exemples.

La Charité a été transformée, et, certes, il était difficile de faire mieux ; l'Administration a utilisé aussi bien que possible ces vieux bâtiments ; on ne peut que louer les administrateurs de la Charité de l'œuvre qu'ils ont accomplie. La Charité ne ressemble en rien à ce qu'elle était il y a 15 ans. Et, cependant, à quels résultats est-on arrivé, par rapport à la silhouette que nous vous avons tracée de l'hôpital moderne ? A fort peu de chose. Les sommes dépensées, l'effort soutenu et éclairé des administrateurs qui s'y sont succédé, n'ont pu faire de la Charité un hôpital modèle.

A l'Hôtel-Dieu, la façade de la rue de la Barre a été terminée ; des centaines de mille francs vont être dépensées pour essayer de moderniser un peu les services. La tâche sera lourde, longue, dispendieuse. Lorsqu'elle sera terminée, l'Hôtel-Dieu restera ce qu'il est aujourd'hui : un vieil hôpital, incommode, insalubre, ne répondant en rien aux exigences actuelles.

Et, alors! Faut-il persister dans cette voie qui n'arrivera jamais à doter Lyon d'hôpitaux dignes de leur renommée et de leur fortune. Ne vaudrait-il pas mieux employer tout cet argent à construire des hôpitaux neufs dans la banlieue? Avec ce qui a été dépensé à la Charité et à l'Hôtel-Dieu, depuis 20 ans, on aurait largement construit l'hôpital de la rive gauche.

Nous ne nous dissimulons pas, nous tenons à le répéter, les difficultés financières d'une pareille transformation, mais nous demandons qu'on les mette de suite à l'étude, au lieu d'attendre, pour cela, le moment où elles s'imposeront dans de plus mauvaises conditions.

IV. — UTILISATION DES HOPITAUX

Plus la médecine progresse, plus elle tend à spécifier les services et à rassembler les malades atteints d'affections similaires, non seulement pour éviter la contagion, mais pour leur donner des soins spéciaux. A Hambourg, par exemple, l'hôpital d'Eppendorf contient 2.000 malades, répartis dans presque autant de pavillons séparés qu'il y a de groupes de maladies. Il y a les pavillons des tuberculeux, des alcooliques, des rhumatisants, des diphtéries, des rougeoles, etc. Chaque pavillon est adapté au genre de maladies auxquelles il est destiné. Ainsi, dans les pavillons des rhumatisants sont tous les appareils à eau chaude, à vapeur, à lumière qui ont été inventés pour traiter le rhumatisme. Dans le pavillon de la chirurgie infantile sont de véritables gymnases orthopédiques, etc. C'est là la voie de l'avenir. La chose est relativement facile avec des hôpitaux multiples et avec la division de chacun d'eux en pavillons séparés : elle est impossible dans nos vastes monuments.

Nous sommes, donc, d'avis de construire plusieurs hôpitaux de 4 à 600 lits et d'abandonner le système des grandes casernes de 1.500 lits. Nous sommes en outre, partisans de la répartition, autant que cela est possible, des différentes maladies dans des hôpitaux spéciaux. Nous reviendrons sur les pavillons isolés qui doivent composer chaque hôpital.

La question la plus importante, à ce sujet, est celle des *hôpitaux des tuberculeux*. Nous réclamons énergiquement leur création. Il ne s'agit pas de faire çà et là quelques salles réservées aux tuberculeux, de construire quelques pavillons dans les clos du Perron ou de Longchêne. Non. *Il faut fonder des hôpitaux de tuberculeux, où ne seront que des tuberculeux et où ils seront tous.* On ne devrait pas tolérer la présence d'une seule personne crachant des bacilles (malade ou personnel) dans les autres hôpitaux, dans ceux des non-tuberculeux. Il y aurait à cela un double avantage : 1° pas de contagion du fait des tuberculeux ; 2° meilleurs soins pour les tuberculeux eux-mêmes. La diminution de la contagion pour les autres malades ou le reste du personnel n'a pas besoin d'être davantage expliquée. Quant aux tuberculeux, on peut obtenir, dans des hôpitaux spéciaux,

aux portes de la ville, *les mêmes résultats que dans les sanatoriums* et à beaucoup moins de frais ; mais il faut, pour cela, une discipline, un régime alimentaire, des traditions qui ne peuvent s'obtenir si les tuberculeux sont mélangés avec d'autres malades. On pourrait aussi employer, pour les soigner, un personnel d'un certain âge, moins apte que de jeunes sœurs ou infirmières à contracter la tuberculose ; nous ne verrions plus la tuberculose faire les ravages effrayants que l'on sait parmi notre personnel secondaire.

A côté des hôpitaux de tuberculeux, nous réclamons des pavillons bien isolés pour les maladies infectieuses, telles que *variole, diphtérie, scarlatine, érysipèle, fièvre typhoïde* (1), etc. Il faut aussi des installations spéciales pour les services infantiles.

Qu'avons-nous constaté, à ce point de vue, dans nos visites? Tout est à faire.

La grande question des hôpitaux de tuberculeux est à peine à l'étude.

Il existe un hôpital d'isolement pour les varioleux ; il est bien situé et a beaucoup de qualités, mais il possède un vice rédhibitoire : il communique, par un pont, avec l'hôpital de la Croix-Rousse, et *il n'a point de cuisine* ; c'est toute la journée un va et-vient continuel de serviteurs de l'hôpital de la Croix-Rousse qui portent les aliments ou emportent les déchets, du personnel des varioleux qui vient prendre ses re-

(1) L'isolement des typhiques a été réclamé, à juste titre, par Chantemesse au Congrès du Caire (décembre 1902). Le Congrès a émis un avis en ce sens

pas à la Croix-Rousse. Conclusion : toutes les fois que l'hôpital d'isolement a contenu des varioleux, il y a eu des cas intérieurs à la Croix-Rousse.

Le service des diphtéries est en pleine ville, au milieu d'un hôpital contenant d'autres enfants, sur un quai fréquenté; il ne peut être plus mal placé; il devrait être reporté bien loin, aux confins de la ville. Les services d'enfants sont tous anti-hygiéniques; *la mortalité infantile atteint, à la Charité, des moyennes qu'on n'ose pas rappeler*. Nous reviendrons sur la médecine infantile à propos de l'organisation intérieure.

En résumé, on n'a réellement isolé que les varioleux et encore très imparfaitement. Les pavillons séparés s'imposent, et ne peuvent naturellement être créés ni à la Charité, ni à l'Hôtel-Dieu, ni même à la Croix-Rousse ou à l'Antiquaille.

Enfin, la caractéristique de nos hôpitaux est l'*encombrement*. Or, cet encombrement pourrait facilement disparaître; il est dû au nombre considérable de chroniques et d'incurables indûment hospitalisés. L'hospitalisation, répétons-le encore, se confond trop, à Lyon, avec l'assistance. Les malades incurables, qui méritent d'être hospitalisés, devraient être envoyés au loin, dans des hôpitaux de campagne, où le prix de la journée serait assez bas. Quant aux nombreux nerveux et autres chroniques, en somme valides, qui pourraient parfaitement se soigner chez eux, s'ils étaient assistés, d'autre part, pour leur vie matérielle, l'hôpital leur doit la consultation médicale, des remèdes, des bains, des douches, mais nullement un lit. Réfléchissez au grand nombre de ceux qui restent pendant des mois ou des années dans vos services, mangeant, buvant, se promenant et n'ayant pour tout traitement que des douches ou quelques calmants. Pourquoi sont-ils hospitalisés? C'est aux municipalités à les assister. Si l'hôpital ne contenait que les malades curables auxquels il est destiné et pour lesquels un séjour de quelque durée est indispensable, ses salles seraient mieux aménagées et moins encombrées, ses ressources budgétaires seraient suffisantes pour accorder aux médecins les améliorations incessantes qu'ils réclament à juste titre. Ce serait là une organisation toute nouvelle, mais qui est parfaitement réalisable. On peut la schématiser ainsi :

1° Installer aux confins de la ville, ou même à la campagne, des hôpitaux pour les incurables qui ont besoin d'être hospitalisés ;

2° Ne pas hospitaliser les incurables dont le traitement peut se faire à domicile ; ne leur donner que les conseils médicaux et les remèdes.

3° Accorder le bénéfice de tous les progrès scientifiques, ainsi que tout le bien-être possible, aux indigents curables, surtout atteints de maladies aiguës.

Prenons un exemple : les hôpitaux possèdent un service admirable, comme construction et comme installation, c'est celui des épileptiques du Perron : pavillons hygiéniques, réfectoires, chauffage central, jardins, terrasses en plein soleil, etc. C'est très bien. Mais pourquoi y mettre des épileptiques qui sont, en somme, des non-valeur sociales, au lieu d'y envoyer des convalescents, des chlorotiques, des anémiques, des tuberculeux au début, etc., en un mot des malades capables de recouvrer entièrement la santé? A ceux-ci sont réservées les sombres salles des hôpitaux urbains.

Pourquoi occuper toute la façade de la Charité par les dortoirs de vieillards qui se porteraient bien mieux à la campagne ? Les enfants mourraient peut-être un peu moins s'ils respiraient l'air des quais du Rhône.

Par contre, on ne peut que louer l'emplacement du Perron et de Longchêne. Les bâtiments Michel Perret sont hygiéniques ; mais il faudrait démolir complètement l'hôpital des adultes et le remplacer par des pavillons séparés. Le nouvel Hôpital de convalescence des femmes est bien situé et intelligemment construit ; nous y avons trouvé : dallage, chauffage central, réfectoires, salles de bains, petits dortoirs de quatre à six lits, salles de récréations, etc. Un semblable bâtiment dans le parc de Longchêne serait une perfection.

V. — AMÉNAGEMENT GÉNÉRAL DE L'HOPITAL

Lorsqu'on construira un nouvel hôpital, on n'aura qu'à prendre modèle sur le service récemment créé des épileptiques du Perron.

Nous ne saurions trop répéter que nous conseillons les petits *pavillons* isolés, autant que possible à un étage. L'hôpital de Bellevue, à St-Etienne, a été ainsi compris et, sans atteindre la perfection, est supérieur à tout ce que nous possédons à Lyon, sauf le service sus-indiqué des épileptiques du Perron.

L'*orientation* pourra varier.

Les *matériaux* de construction varieront aussi suivant la destination. Nous condamnons, en tous cas, nettement la pierre de taille et préférons les matériaux légers, bon marché, rendant les transformations faciles. *L'ennemi de l'hôpital moderne, c'est l'architecte.*

Si le pavillon est à deux étages, les extrémités seront occupées par des terrasses comme à l'hôpital des varioleux. Elles seront vitrées pour pouvoir être fermées en hiver (elles seront donc munies d'un appareil de chauffage).

Le *chauffage* sera central et à basse pression, avec un appareil spécial pour chaque pavillon.

La *ventilation* ne sera pas oubliée. Elle est de première importance dans un hôpital. Il faudra, non seulement des vitres perforées et autres artifices permettant la circulation et l'issue de l'air, mais, en plus, un système de propulsion centrale puisant l'air à l'extérieur et le faisant pénétrer dans les salles de bas en haut. Il existe, à la Croix-Rousse, une installation très intéressante à ce point de vue; elle serait parfaite avec quelques modifications : cheminée plus élevée pour la prise de l'air extérieur qui serait ainsi plus pur; substitution d'une dynamo aux machines à vapeur; indépendance du chauffage et de la ventilation. En effet, le chauffage ne doit pas se faire uniquement en chauffant, en hiver, l'air d'arrivée, comme cela a lieu à la Croix-Rousse; l'air qui pénètre dans les salles est, dans ces cas, beaucoup trop sec. Ce qui est préférable, c'est de combiner des appareils qui, placés dans les sous-sols, feraient simultanément, mais indépendamment, la ventilation et le chauffage. Nous regrettons vivement qu'on n'ait pas songé à installer la ventilation centrale dans les salles nouvellement réparées de l'Hôtel-Dieu. Si la Commission avait été consultée, elle l'aurait conseillé.

L'établissement de la ventilation centrale ne doit pas nuire aux *ouvertures*. Celles-ci seront largement pratiquées, permettant non-seulement la ventilation naturelle, mais aussi l'ensoleillement; leur but est de laisser pénétrer le maximum d'air, de jour et de gaîté. Que dire des salles de médecine de l'Hôtel-Dieu, par exemple? Vous les connaissez. Presque partout le soubassement des fenêtres est à plusieurs mètres au-dessus du plancher; aussi, ne les ouvre-t-on presque jamais. Un chef de service nous disait qu'il lui fallait une bougie, à midi, pour rechercher les taches rosées sur la peau de ses typhiques! Et puis, figurez-vous l'état d'esprit des malades qui sont ainsi dans un véritable puits, n'ayant jamais ni un rayon de soleil, ni la vue d'un arbre ou d'un peu de verdure; un coin de ciel gris est leur seul horizon. Combien nous sommes loin de nos pavillons ensoleillés; disséminés dans un parc verdoyant! Nous disions plus haut que l'architecte était l'ennemi de l'hôpital hygiénique; la difficulté qu'a eue l'Administrateur de l'Hôtel-Dieu, lui-même, à obtenir trois pauvres fenêtres à hauteur raisonnable, dans le service de notre collègue Roque, est un exemple topique. N'est-ce pas aussi un argument contre la transformation de l'Hôtel-Dieu et en faveur de sa désaffectation? Calculez ce qu'il faudrait d'argent pour ensoleiller les salles de l'Hôtel-Dieu et de temps pour obtenir ces percées des architectes respectueux de la symétrie séculaire.

Ceci dit sur la construction générale, jetons un coup d'œil sur l'*aménagement intérieur*. Nous parlerons plus tard des nécessités inhérentes à chaque genre de service : *Médecine*, *Enfants*, *Chirurgie*, *Accouchements*. Nous voulons parler ici de l'organisation intérieure générale.

Les *dortoirs* des malades et leurs dépendances : réfectoires, salles de récréation, etc., doivent être compris d'après les principes qui ont guidé la création des salles aseptiques d'opérations chirurgicales.

Le nettoyage, le lavage doivent être rendus simples et faciles. Rien ne doit moins ressembler à un intérieur bourgeois qu'une salle de malades.

Les *rideaux* des lits ou des fenêtres, les *tapis* seront soigneusement proscrits. Le *bois* sera réduit au minimum nécessaire. Le *plancher* sera en dalles. Les *lits* seront métalliques ainsi que les *chaises* ou les *tables de nuit* ; pas de chaises de paille, pas de tables de nuit en bois, pas de rideaux aux lits. Des *stores* extérieurs remplaceront les rideaux des fenêtres. Les *murs* seront vernis, à angles arrondis. Les *placards* seront aussi rares que possible dans le dortoir lui-même. Il y aura des *pendoirs* spéciaux pour les vêtements des malades, qui ne devront jamais rester sur ou dans le lit. Pas de *chaises percées* (il y a encore des chaises percées à récipient en zinc à l'Hôtel-Dieu !) Les malades valides doivent aller aux water-closets ; les *bassins* sont faits pour les autres.

En attendant que toutes les salles soient dallées, il faut envisager le nettoyage des parquets en bois existants. Nous ne croyons pas utile de demander le paraffinage de ces parquets (la dépense n'est pas en rapport avec les résultats obtenus), mais nous prétendons que, même avec les planchers en bois, le balai doit disparaître de l'hôpital ; or, ouvrez le premier placard venu, le principal objet qui se présente à vous est un balai. La nécessité d'imposer le balayage humide n'est cependant plus à démontrer : la poussière, c'est l'ennemi. On passera tous les jours, sur le parquet en bois, un linge légèrement humide, entourant un squelette de balai : cela suffit. De temps en temps, on mettra de la cire pour entretenir le parquet. Nous protestons, en tous cas, contre l'usage qui s'est établi à l'Hôtel-Dieu, depuis qu'on ne balaye plus à sec. Deux fois par semaine, on frotte à la paille de fer ; deux fois par semaine on fait une poussière épaisse, non seulement incommode, mais très dangereuse, certainement plus nocive que le balayage à sec. C'est un excès coûteux et anti-hygiénique, qui semblerait, au premier abord, avoir été institué pour faire regretter le balayage à sec. A Saint-Pothin, on passe la paille de fer deux fois par an ; c'est suffisant. Nous préférons la propreté effective à la propreté apparente. Lorsque tous les planchers seront dallés, le *nettoyage humide* s'imposera naturellement, dans toute sa sévérité.

Chaque salle doit être munie de *water-closets* à chasse, ayant une ventilation extérieure, cependant suffisamment chauffés pour que les malades puissent y séjourner quelques instants sans danger. Nous n'avons pas besoin de vous dire combien la majorité des water-closets de nos salles de malades est mal installée. S'ils sont ventilés en dehors de la salle, ils sont transformés en glacière ; sinon, ils empoisonnent les dortoirs.

Faut-il insister, au XXe siècle, sur la nécessité de *lavabos* nombreux et confortables. L'année passée, on a placé quelques robinets supplémentaires dans les salles. Auparavant, la plupart en étaient à peu près complètement dépourvues. Les améliorations de 1902 sont insuffisantes. Est-ce réclamer une impossibilité que de demander, pour nos malades, autant de propreté que pour des personnes valides?

Tous les matins, les malades doivent se laver ou être lavés, se laver les dents, se peigner ou être peignés. Ceux qui sont alités recevront naturellement ces soins dans leurs lits, par l'intermédiaire du personnel hospitalier. Tous ceux qui peuvent se lever doivent être obligés, sous peine de renvoi immédiat, d'aller au lavabo se nettoyer aussi complètement que possible. Pour cela, il faudrait qu'à chaque service soit annexée une salle à toilette *bien chauffée,* contenant des lavabos, des serviettes spéciales à chaque lit, un séchoir, etc. Dans les services où cette création n'est pas possible, le minimum à exiger est un nombre suffisant de robinets dans la salle, et un séchoir contenant les serviettes de chacun. Chaque malade doit aussi posséder un verre à bouche et une brosse à dents, et être contraint de s'en servir. Peut-être prendra-t-il ainsi des habitudes qu'il conservera plus tard.

Dans les services de femmes nous réclamons des installations permettant le *lavage des organes génitaux*; citons comme modèle celle des Chazeaux. Des bidets mobiles seront, en tous cas, mis à la disposition des salles de femmes, et celles-ci seront *obligées* de s'en servir.

Nous protestons naturellement contre les *cuisines* qui existent dans presque toutes les salles de l'Hôtel-Dieu.

Arrivons à la question du *nombre de lits des salles.* Autrefois, les grandes salles de l'Hôtel-Dieu contenaient cent lits et plus. Actuellement, elles sont plus restreintes, mais offrent parfois encore la peu hygiénique perspective de 70 à 80 lits. Les salles de médecine contiennent 50 lits en moyenne. Il importe que prompt remède soit porté à cette intolérable situation. Les dortoirs grands, ou même moyens, ont vécu; nous voulons de *toutes petites salles.* L'idéal serait, évidemment, que chaque malade ait son boxe, sinon sa chambre; on y arrivera un jour. L'établissement des boxes n'est pas chose bien coûteuse ; la place réclamée n'est pas non plus bien considérable. Sans aller jusque là, il faut absolument protester contre les salles de plus de 6 à 12 lits; c'est un maximum qui ne devrait jamais être dépassé. Ce que nous voudrions, c'est la salle de 6 lits, comprenant 3 boxes.

Faut-il énumérer les raisons qui imposent cette réforme? Il y en a de morales et de matérielles. Au point de vue moral, le malade, réduit par la misère au séjour à l'hopital, devrait y trouver le maximum de bien-être et de discrétion. Quel est celui d'entre vous qui serait heureux de raconter son histoire, ses antécédents syphilitiques ou alcooliques, les causes de la mort des siens, devant un auditoire de 80 malades? Est-il donc utile de montrer à toute une salle les misères de chacun? Plus importantes encore sont les raisons matérielles. Sans parler de la contagion rendue plus difficile par un isolement même relatif, le traitement de chaque malade est différent de celui du voisin. A l'un il faut de l'air, l'autre ne peut le supporter; l'un est à la diète, l'autre doit se suralimenter; l'un a besoin de dormir toute la nuit, l'autre sera réveillé toutes les trois heures; l'un a envie de dormir, l'autre tousse, crache, délire, fait du bruit, etc., etc. Comment voulez-vous concilier des situations et des traitements aussi divers dans une salle de 50 lits? Prenons des exemples. Les tousseurs, les délirants ne doivent-ils pas être isolés? Dans une salle comprenant 4 ou 5 typhiques, est-il normal que 46 malades soient continuellement tenus en éveil par les baigneurs qui viennent prendre la température et rouler leurs typhiques vers la baignoire? Sont-ce là de bonnes conditions de traitement? A l'Hôtel-Dieu, à la Croix-Rousse, les baignoires des typhiques sont situées dans la salle même. S'il y a 4 typhiques, le bruit est continuel, une heure et demie sur trois, c'est-à-dire pendant la moitié du jour et de la nuit. Enfin, lorsqu'un médecin a une intervention quelconque à tenter, si minime soit-elle : une prise de sang, une thoracentèse, un tubage, un lavage de l'estomac, est-il utile qu'il ait toute la salle comme spectateurs ?

N'insistons pas. La seule objection à nous opposer est le coût considérable d'une pareille installation. Serait-elle réellement aussi coûteuse que cela? Ne pourrait-on économiser un peu sur la grosse architecture et donner davantage à l'organisation intérieure ? Poser la question, c'est la résoudre.

Chaque service, chaque pavillon devrait aussi avoir sa *salle de bains* et de *douches*. Il n'est pas rationnel d'envoyer, en hiver, des malades à travers les couloirs et les cours pour prendre un bain.

Les *réfectoires* sont aussi indispensables. Faire manger toute une salle de malades dans leurs lits est une chose tellement monstrueuse que l'accord est aujourd'hui à peu près unanime sur la nécessité de réfectoires où les malades valides puissent manger assis, avec une serviette personnelle, avec autant d'assiettes que de plats, hors des odeurs du dortoir, à l'abri de toute contagion, etc. Connaissez-vous quelque chose de plus répugnant que le repas d'une salle de malades? Vous recommandez à un convalescent de bien manger et d'engraisser ; on lui sert, dans son lit, à côté d'un voisin qui vomit, à deux pas d'une chaise percée, à cinq centimètres de son crachoir, deux ou trois mets réunis ensemble dans la même assiette, avec un morceau de pain sur son drap, pendant que le frère caviste lui verse dans un bol une mesure de vin puisée dans un grand seau métallique. Franchement, est-il possible que les médecins aient toléré cela jusqu'à aujourd'hui?

Dirons-nous un mot du régime lui-même? Les récriminations seraient trop longues à détailler. Déclarons, d'une façon générale, que le régime alimentaire est *franchement mauvais*, non peut-être comme qualité première, mais les mets sont mal préparés, mal soignés, les menus sont d'une monotonie désespérante.

Nous connaissons des établissements d'assistance où la nourriture revient moins cher que dans nos hôpitaux et leur est cependant bien supérieure. D'ailleurs, le simple fait de nourrir des malades dans un réfectoire améliorera considérablement le régime et, ajoutons-le, fera faire des économies. Avec le système des portions, tout ce qui n'est pas consommé est perdu.

A chaque service devrait être annexée une *salle quelconque de récréation, d'études, de causerie.* Lorsqu'un malade est convalescent, pourquoi le laisser toute la journée avec les malades ? Il y a, pour tous deux, avantage à les séparer. Retournez, l'après-midi, dans un service : on joue aux cartes, on rit, on fume à un mètre d'un mourant. Est-ce ainsi que doit être comprise l'assistance ? Les visites du dehors, quand elles s'adressent à un hospitalisé valide, n'ont aucune raison de pénétrer dans les dortoirs. Dans notre esprit cette salle de récréation peut très bien être confondue avec le réfectoire.

Nous aurions encore bien d'autres choses à dire sur le *cube d'air* (50 mc. par malade environ), sur la *distance qui doit séparer les lits*, quelle que soit la hauteur du plafond,(1 m.50 devrait être un minimum), sur les *couchettes surajoutées* à interdire, sauf urgence absolue, etc. Il faut nous limiter.

VI. — SERVICES GÉNÉRAUX

Nous ne ferons qu'effleurer les questions principales.

Commençons par le *linge sale*. C'est un point de prophylaxie très important que d'empêcher le linge sale de propager la contagion ; il y a aussi le côté propreté générale. Le linge sale doit être *immédiatement* évacué des services et transporté dans un local spécial. Là, les linges dangereux seront *étuvés* aussi rapidement que possible. Sont dangereux, non seulement les linges de tous les malades reconnus actuellement comme contagieux : diphtériques, varioleux, érysipélateux, etc., mais aussi ceux des typhiques, des tuberculeux et de tous les malheureux qui ont succombé à l'hôpital. Ces règles générales sont, nous l'espérons, au-dessus de toute discussion.

Comment sont-elles appliquées à Lyon ? A la Croix-Rousse, à la Charité, le service fonctionne assez bien. A l'Hôtel-Dieu, à l'Antiquaille, tout est à créer à ce point de vue. Prenons l'Antiquaille comme exemple, en disant d'ailleurs que la routine va être modifiée par la réfection de la lingerie. A St-Pothin, le linge sale est, ou plutôt etait, placé, *pendant 8 jours*, été comme hiver, dans un couloir qui servait aux sœurs à aller de leur dortoir au robinet-lavabo mis à leur disposition, situé, d'ailleurs, lui-même,dans les water-closets ; elles marchaient donc, plusieurs fois par jour, sur les draps des typhiques et des tuberculeux pour aller au lavabo ou au water-closet. Jugez de l'odeur qui, de ce passage, situé sous les toits non plafonnés,se répandait dans les dortoirs, sans parler des germes emportés par les chaussures. Dans le service des enfants teigneux il séjournait, et séjourne encore, sur les marches d'un escalier descendant à la cave; dans celui des hommes vénériens, il était placé dans une pièce contenant du vin!

Ces exemples suffiront, croyons-nous, à montrer combien cette question capitale du linge sale a été peu étudiée dans certains hôpitaux.Un dernier mot. A l'Antiquaille, on étuve soigneusement les linges des dartreux, des syphilitiques, on va même jusqu'à séparer soigneusement,dans des armoires,les linges étuvés et lessivés qui proviennent des services de vénériens, comme s'ils étaient encore à redouter, mais on n'a jamais étuvé le drap d'un typhique. Une deuxième étuve, située à proximité de la lingerie, n'a, d'ailleurs, jamais fonctionné. La nouvelle lingerie, heureusement désaffectée,ne comprenait pas d'étuve dans le plan primitif !

Terminons par ce fait inouï : l'Hôtel-Dieu, avec ses 1.400 malades, ne possède pas d'étuve ! C'est tout dire.

Nos collègues, MM. Weil, Fabre, Commandeur, ont montré les bénéfices retirés, dans les crèches et les maternités, de l'emploi des *linges stérilisés*. Comment stériliser du linge, si on n'a pas d'étuve? C'est là, soit pour la grosse désinfection, soit pour la stérilisation de différents objets, un instrument de première nécessité.

Nous reviendrons sur les *crachoirs*, à propos des services de médecine. Rappelons la nécessité d'avoir une excellente installation de *bains généraux*, de *douches*, etc.

VII. LE PERSONNEL SECONDAIRE

L'hôpital moderne ne peut fonctionner convenablement sans un personnel secondaire, *intelligent*, *instruit* et *dévoué*.

Le médecin a besoin, aujourd'hui, d'une collaboration de tous les instants de la part de ceux que nous engloberons sous le nom général d'infirmiers et d'infirmières. Le rôle de l'infirmier ou de l'infirmière est absolument différent de celui qui lui était assigné dans l'hospice d'autrefois. Aussi, croyons-nous indispensable d'attirer l'attention sur les conditions matérielles dans lesquelles doivent être placées les personnes dont nous exigerons cette *intelligence*, ce *savoir*, ce *dévouement*.

L'infirmier ou l'infirmière modernes n'étant plus réduits au rôle de manœuvres, doivent, sans parler de l'obtention d'un brevet spécial (dont la création ne rentre pas dans le cadre de nos préoccupations hygiéniques, mais que nous approuvons naturellement en passant), être installés de façon à pouvoir considérer leurs fonctions comme un métier des plus difficiles, l'aimer et chercher à s'y perfectionner de jour en jour. Il leur faut donc une installation matérielle supérieure à celle qui peut suffire à de simples portefaix. Il est indispensable qu'un bon infirmier ait quelques instants de repos qu'il pourra passer à lire, à écrire, à travailler intellectuellement en un mot ; il est très utile, pour cela, qu'il possède une chambre, un *home* quelconque, où il soit bien chez lui, sans préjudice de bibliothèques ou salles de lecture communes. Nous voulons, de plus en plus, avoir des aides pris dans la classe éclairée de la société ; il importe d'assurer ce recrutement par quelques avantages matériels, en rapport avec ce que nous exigeons de notre personnel. Ces avantages seront pour tous indistinctement, sœurs, frères ou laïques, une habitation et une nourriture convenables et, en plus, pour les laïques, un traitement pécuniaire et une retraite suffisants.

Actuellement, les *infirmières et les veilleuses de nuit* sont recrutées absolument au hasard. Cette profession est même trop souvent un refuge pour ceux ou celles qui ont cessé de trouver une autre occupation. Or — nous y reviendrons à propos surtout des services de chirurgie — est-il un rôle plus difficile et plus délicat que celui de la veilleuse? Elle est seule, pendant douze heures, sans aide, sans conseil médical, livrée à elle-même, en face de 50 ou 80 malades. N'aurait-elle pas besoin d'une instruction pratique bien supérieure à celle d'une surveillante de jour qui suit la visite médicale du matin et peut demander conseil à l'interne pendant sa contre-visite du soir? Or, ce que sont les veilleuses, vous le savez tous ; il est inutile d'insister. Eh bien ! il faudrait faire à ces serviteurs, si utiles, des situations matérielles et morales qui assureraient leur recrutement dans de meilleures conditions.

Nous réclamons, en somme, énergiquement, pour notre personnel hospitalier secondaire, des chambres particulières, au minimum des boxes spacieux, où ils puissent posséder quelques meubles, quelques livres, une table à écrire. (Naturellement, les lavabos, les water-closets, l'aération, etc., seront à la hauteur des exigences modernes). Ils auront, en plus, quelques heures de liberté, en dehors du temps réservé au repos et au sommeil, pour lire, écrire, en un mot pour continuer à s'instruire. Ils seront bien nourris. En outre, on exigera d'eux tous les soins corporels hygiéniques qu'ils sont appelés à donner aux malades. On imitera, par exemple, l'administration de la Charité qui tient un registre des bains pris par son personnel et force chacun (même les journaliers) à se baigner régulièrement.

Nous savons bien ce qu'on va nous répondre : cela est impossible, notre personnel est trop nombreux. Notre budget s'y oppose. A cela, nous répondrons deux choses : 1° C'est une dépense d'ordre essentiel ; l'hôpital ne fonctionnera bien que lorsque son personnel secondaire sera traité comme nous l'indiquons. 2° La dépense ne serait pas aussi considérable qu'on se l'imagine, si on voulait bien faire une distinction dans le personnel secondaire des hôpitaux. Il n'est pas utile qu'on exige un brevet d'infirmier du porteur de charbon, du matelassier, ni même du cuisinier ; il n'est pas non plus utile de donner à ces derniers une chambre particulière et une salle d'études. Il faut séparer nettement ce qu'en terme militaire, on appelle l'*infirmier de visite* et l'*infirmier d'exploitation*. L'infirmier de visite est seul l'auxiliaire du médecin ; de lui seul on doit exiger le diplôme ; lui seul, par contre, est en droit d'exiger des égards spéciaux. Une cinquantaine d'infirmiers ou d'infirmières, installés comme nous l'avons indiqué, suffiraient à chaque hôpital. Le reste du personnel constituerait les serviteurs manuels, très intéressants aussi, mais qui n'ont pas les mêmes besoins intellectuels.

C'est précisément un des graves défauts de notre organisation lyonnaise que cette confusion des occupations. Avez-vous besoin d'un infirmier pour baigner un typhique, on vous envoie un matelassier qui ne sait pas lire son thermomètre ; est-on content d'un infirmier qu'on a fini par dresser, on en fait un porte-faix pour la pharmacie. On dirait que le métier d'infirmier peut s'improviser. Cherchez dans les cuisines, dans les lingeries, vous y trouverez des sœurs diplômées, des sœurs sages-femmes, pendant que certaines cheftaines sont d'une ignorance légendaire. Pourquoi cela ? Reparlons des veilleuses. Voilà, nous l'avons montré, le service le plus difficile, le plus délicat, qu'on puisse confier à un sous-ordre. On choisit des femmes quelconques, ne sachant pas toujours lire, pendant que des sœurs ayant leur brevet sont employées à éplucher des légumes. Il y a six mois, la lingerie de l'Antiquaille abritait cinq sœurs brevetées. Pourquoi ? encore une fois.

Ne pourrait-on employer ces femmes du dehors à éplucher les légumes, à raccommoder le linge, et confier les gardes de nuit à des sœurs infirmières? Ne pourrait-on distinguer entre le manœuvre qui porte le charbon, frotte les parquets, lave les vitres et, celui qui suit la visite médicale comme infirmier? Avec cette distinction si simple, mais qui est bien loin de nos mœurs hospitalières, les médecins seraient dotés d'un personnel instruit, désirant faire sa carrière du métier d'infirmier ou d'infirmière, ayant intérêt à rester au service des malades, en même temps que les économes auraient à leur disposition un autre personnel moins payé, moins favorisé, qui assurerait les besognes manuelles et extra-médicales. Certainement, ce personnel subalterne a aussi besoin de dortoirs hygiéniques, de water-closets et de lavabos, mais les infirmiers devraient, en plus, jouir de quelques avantages de confortable, indispensables à tous ceux dont les occupations réclament un peu de cérébralité. Il n'y a que des inconvénients à ce qu'un infirmier soit le voisin de dortoir du garçon d'amphithéâtre ou de l'aide de cuisine ; à plus forte raison ne doit-il être des deux à la fois.

Ce que nous avons vu, dans nos visites sur l'installation matérielle du personnel secondaire, dépasse beaucoup, en mal, tout ce que nous supposions. Aucune récréation n'est prévue, aucun moment n'est réservé à la promenade, à la causerie ou à l'étude. Le dortoir, la salle de malades et le réfectoire sont les seuls horizons permis. En second lieu, le régime alimentaire est franchement mauvais. A l'Antiquaille, les sœurs, levées à 4 h. 1/2, n'avaient à leur disposition qu'un peu de pain ou de soupe et un verre de vin jusqu'à midi ; aussi, la plupart restaient-elles complètement à jeun ; depuis quelques mois on a ajouté un premier déjeuner plus confortable. Cette amélioration ne s'est étendue aux infirmiers laïques que depuis quelques jours, sur notre demande. En outre, les menus du vendredi et du carême sont tellement pauvres, qu'on peut voir, ces jours-là, les infirmiers de l'Antiquaille aller prendre un supplément dans un restaurant voisin. Nous avons ces menus sous les yeux ; ce rapport devant être imprimé, *nous n'osons pas les transcrire :*

La nourriture est donc insuffisante. Les mets sont mal préparés. En plus, les menus sont d'une monotomie désespérante ; les estomacs peu robustes s'en dégoûtent rapidement.

Quant aux dortoirs, on ne peut rien rêver de plus anti-hygiénique. Tout au plus pourrions-nous louer un dortoir de la Croix-Rousse avec boxes (ce qui prouve, entre parenthèses, que la chose est possible), et les chambres annexées à certains services des Chazeaux. Mais, en général, on peut résumer ces dortoirs en disant : surpeuplement tel que les lits se touchent presque ; minimum d'air et de lumière ;

peu ou pas de lavabos; situation, en général, sous les toits où on gèle en hiver et où on grille en été. Nous avons vu, aux Chazeaux, un dortoir où il est impossible de se tenir debout, avec des fenêtres de 40 centimètres de haut; nous avons vu des dortoirs de 40 lits avec un seul robinet-lavabo, alors que les 40 sœurs n'ont qu'une demi-heure, le matin, pour faire leur lit, se laver et s'habiller; nous avons vu des dortoirs d'infirmiers dont les water-closets n'ont pas d'autre ventilation que le dortoir lui-même; nous avons vu les infirmiers de Sainte-Eugénie logés dans un local crasseux, éclairé par une lucarne, sans lavabo et sans water-closet; nous avons vu..... bien d'autres choses, dans cet ordre d'idée; maisilfautnousborner. Rappelons seulement la réponse que nous a faite un administrateur, à qui nous faisions remarquer la saleté du dortoir de ses infirmiers : « Si nous exigions d'eux la propreté, nous n'en trouverions plus » !

En somme : surmenage, nourriture mauvaise et insuffisante, absence de récréation et de promenades au grand air, dortoirs anti-hygiéniques, voilà les facteurs qui aident la tuberculose à faire de si effrayants ravages dans notre personnel secondaire, et qui entravent de pl us e plus son recrutement. Les réformes qui le concernent doivent être, selon nous, considérées comme absolument urgentes.

VIII. — LES SERVICES DE MÉDECINE

Nous allons maintenant schématiser l'organisation des différents services.

Nous serons brefs sur le *service de médecine* type, car la plupart des réflexions précédentes s'appliquent plus spécialement à lui.

Nous voudrions : petites salles de quatre ou six lits, avec portes vitrées pour faciliter la surveillance; larges fenêtres; plancher carrelé; murs vernis; ni rideaux ni tapis; lits métalliques; chaises métalliques; tables de nuit métalliques; chauffage central à la vapeur à basse pression ; ventilation centrale ; éclairage électrique ; salle de bains et de douches dans le même bâtiment; water-closets à chasse bien isolés des salles; lavabo dans chaque petite salle ou salle générale des lavabos bien chauffée; serviettes de toilette particulières pour chaque malade ; brosse à dents et verre à bouche pour chaque malade; salle de propreté génitale pour les services de femmes; lit roulant pour entreposer les malades alités pendant qu'on fait leur lit; enlèvement immédiat du linge sale; stérilisation des linges des typhiques et des tuberculeux, sans parler de ceux des varioleux,etc. ; réfectoire servant aussi de salle de récréation, ensoleillé, largement vitré, avec quelques plantes vertes ou quelques fleurs, empruntées au parc environnant; crachoirs collectifs et particuliers (1) à liquides et stérilisables par la cha-

(1) Le 22 novembre 1902, le Comité médico-chirurgical a voté un ordre du jour en faveur des crachoirs à liquides et stérilisables par la chaleur. Il a recommandé différents modèles remplissant ce but. A Saint-Pothin, les crachoirs sont stérilisés dans une chaudière dont l'eau est chauffée à 102° par la vapeur des appareils généraux. Un séjour d'une heure et demie suffit.

leur, ce qui suppose une installation pour cette stérilisation ; promenoir dans les jardins.

Un certain nombre de chambres à un seul lit sont indispensables pour les délirants, les tousseurs, les contagieux, etc.

Il va sans dire qu'un petit laboratoire est de première utilité pour les recherches aujourd'hui indispensables : prises aseptiques de sang, centrifugation, examens microscopiques, etc. Cela ne rentre pas dans notre cadre.

IX. — **LES SERVICES DE MÉDECINE INFANTILE**

Laissons d'abord la parole à notre collègue Audry, sur l'organisation de son service à la Charité : « De fait sont seules isolées : la variole, la rougeole, la scarlatine et la diphtérie. Je n'ai aucun isolement, *pas même un boxe, pour les douteux* ; rien pour les coqueluches, les érysipèles, les varicelles, les septicémies et les infections. Je pourrais fournir de beaux chiffres sur les contagions hospitalières. Je ne parle pas des broncho-pneumonies. Tout est confondu et tout grouille — l'expression n'est pas trop forte — dans une salle le plus souvent encombrée! Et ce qu'il y a de plus incroyable, c'est *qu'on loge dans cette même salle les enfants en dépôt*, au-dessous d'un an, venus du dehors pour être rendus à leurs parents. En attendant ceux-ci, ces malheureux, bien portants jusque-là, récoltent de nombreuses infections qu'ils vont, à leur tour, répandre dans leurs familles et dans le voisinage. Cet état de choses est vraiment monstrueux »(12 janvier 1902). Ne croyez vous pas qu'une pareille situation devrait être modifiée sur l'heure, toute affaire cessante, toute autre dépense arrêtée ?

Un seul principe doit guider l'organisation d'un service infantile : la *crainte de la contagion.* L'enfant est la proie désignée pour les microbes infectieux, sans qu'il soit besoin d'en expliquer plus longuement les raisons. Toute maladie infantile est grave à l'hôpital; la rougeole y fait, chaque année, des milliers de victimes, en raison des broncho-pneumonies qui ravagent les salles ; alors qu'elle est peu grave en ville ; la varicelle est souvent mortelle à l'hôpital, etc.

L'enfant doit être soigneusement isolé.

Pour nous, l'isolement recherché n'exige pas des chambres spéciales pour chaque enfant ; c'est inutile et ce serait impossible. Mais, il faut des boxes. La contagion de la plupart des infections infantiles se fait par contact direct, par les objets. Il suffira de boxes, nécessitant la spécialisation des objets appartenant à chacun, pour enrayer la propagation d'une épidémie de broncho-pneumonie, par exemple.

Le service de notre collègue Montagnon à Saint-Etienne, peut être proposé comme modèle. Chaque enfant est dans son boxe. Chaque boxe contient tout ce qui est nécessaire à l'enfant et à son traitement, plus un petit lavabo, des sarreaux spéciaux pour le personnel, quand l'enfant est contagieux. De cette façon, des rougeoles, des coqueluches, des broncho-pneumonies sont mélangées dans une même salle, sans cas de contagion intérieure. Cela permet aussi la désinfection rapide d'un boxe prêt à recevoir un enfant qui n'a pas, ainsi, besoin d'être d'abord observé comme douteux.

A propos de médecine infantile, n'oublions pas de réclamer du *lait stérilisé* pour l'alimentation des enfants.

En résumé : l'isolement, tel que nous venons de l'indiquer, est la condition essentielle d'un service infantile hygiénique. Toutes les réformes réclamées pour les services de médecine sont, en outre, nécessaires.

X. — LES MATERNITÉS

A). Réflexions Générales.

De tous les malades qu'assistent les hôpitaux, les femmes en couches sont incontestablement celles qui ont le plus bénéficié des régles de l'hygiène moderne, en particulier de l'avènement des méthodes antiseptiques. Faire tomber la mortalité des accouchées (qui fut à certaines époques de 10 0/0) à deux ou trois pour mille, fut le merveilleux résultat que permit d'obtenir l'application rationnelle de l'hygiène. Qu'il nous soit permis de tracer ici le plan de la maternité idéale, dont quelques hôpitaux de Paris, tels que la Maternité de l'hôpital Saint-Antoine et les nouveaux pavillons de la Maternité de Paris peuvent donner une idée approximative.

Tout service d'accouchement doit être complètement isolé et former en quelque sorte un hôpital autonome. Le pavillon qui lui est attribué doit être isolé des autres.

On peut distinguer, dans une maternité, cinq parties principales :

1° *Le service de consultation externe* pour les femmes enceintes et les nourrissons.

2° *La salle des expectantes.*

3° *La salle d'accouchement* proprement dite et ses annexes.

4° *La salle des accouchées* et ses annexes.

5° *Le service d'isolement* pour les suites de couches pathologiques.

Il serait peut être excessif d'avoir un pavillon pour chacune de ces parties, on devrait cependant les grouper en trois pavillons.

1° *Consultation externe et expectantes.*

2° *Salle de travail et accouchées.*

3° *Infirmerie de maternité.*

L'isolement complet de ce dernier service est une condition absolue.

1° *Consultation externe.* — Le service doit être placé à l'entrée de la maternité, au rez-de-chaussée, de manière à ce que les femmes venant du dehors avec leurs habits de ville restent le plus loin possible des autres parties du service et ne pénètrent pas dans la maternité. Deux salles, l'une d'attente, l'autre d'examen convenablement chauffés, ventilées et surtout éclairées.

2° *Service des expectantes.* — Ce service peut sans

inconvénients,être voisin de la consultation externe, mais les personnes du dehors ne doivent pas y pénétrer. Il doit comprendre :

a). Un dortoir.

b). Une salle servant de réfectoire et d'ouvroir.

c). Un cabinet de bains avec toilette, lavabos et bidets.

Toute femme examinée à la consultation externe et qui doit être admise au service des expectantes doit quitter les vêtements de ville, prendre un bain, subir une toilette génitale, et prendre les effets propres qu'elle gardera pendant son séjour dans le service.

Les mêmes précautions seront prises pour les femmes en travail, mais, après leur nettoyage, elles seront envoyées directement à la salle de travail lorsqu'elles ne sont pas infectées ou suspectes d'infection. Dans ce dernier cas,elles seront dirigées sur l'isolement, sans traverser la maternité.

3° *Salle de travail et ses annexes.* — Elle doit être aussi loin que possible des salles d'accouchées pour que les cris des parturientes ne puissent être entendus, pas trop cependant pour que le transport après l'accouchement soit facile.

La salle de travail doit avoir une grande surface être bien aérée, bien éclairée. Elle devra contenir quatre lits au plus, regardant la baie vitrée. Les grandes salles,comme celle de la Maternité de Paris, qui renferme 14 lits, sont une erreur. Si le nombre d'accouchements annuels est considérable, il vaudra mieux avoir plusieurs salles de travail.

Nous n'insistons pas sur leur aménagement intérieur qui se rapproche beaucoup de celui des salles d'opérations aseptiques des services de chirurgie.

A la salle de travail doit être annexée :

Une salle d'opérations obstétricales bien éclairée.

Une salle de machinerie,avec appareil à stérilisation d'eau, chauffoir à linge, etc.

Une salle de bains avec baignoire fixe et baignoire mobile, vidoir.

Cabinets de la sage-femme en chef et du chef de service.

L'ensemble de la salle de travail et de ses annexes forme le pavillon d'accouchement relié, par une galerie fermée avec les salles des accouchées.

4° *Salles des accouchées.* — Elles doivent être petites, six à huits lits au plus,avec 50 mètres cubes d'air par lit (Clinique Baudelocque). Elle doit être bien éclairée. A côté de chaque lit un berceau non oscillant et une table de nuit. Les femmes sont amenées de la salle de travail sur un chariot roulant. Une salle est réservée pour les femmes ayant accouché prématurément. Là sont placées les couveuses, à bouillotte, à gaz ou électriques, avec prise d'air extérieur comme l'a préconisé M. Fochier.

Aux salles d'accouchées sont annexées :

1° La chambre de la surveillante;

2° Des chambres d'isolement pour les malades, non contagieuses (éclamptiques, cardiaques, etc.) ;

3° Une salle de change avec une cheminée ou on puisse changer les débiles devant un feu clair, des cuvettes mobiles, ou fixes, avec eau bouillie pour le nettoyage des nouveaux-nés.

Les services généraux sont disposés suivant les mêmes règles que dans les services de chirurgie.

5° *Isolement*. — Il doit être isolé *de façon absolue* de la maternité proprement dite et séparé autant que possible par un large espace de terrain. Son personnel doit être absolument distinct et l'entrée de la Maternité doit lui être consignée.

Les salles d'accouchées malades et contagieuses doivent renfermer au plus deux lits. A ces salles seront annexées :

Une petite salle de douleur pour les femmes en travail infectées.

Une petite salle d'opérations.

Le linge sale de ce pavillon devra être immédiatement porté à la désinfection. Les pièces de pansement inutilisables seront détruites par le feu.

A la Maternité ainsi comprise peuvent être annexées deux crèches : l'une, au pavillon d'accouchement avec chambres de nourrices ; l'autre, au pavillon d'isolement.

Dans certaines Maternités, notamment la Clinique Tarnier, il existe un petit service dit des suspectes où toute femme venant du dehors et suspecte d'infection est mise en observation quelques heures ou quelques jours, puis est dirigée soit sur les salles d'accouchées, soit vers l'isolement. Ce service doit autant que possible avoir des chambres à un seul lit.

Tel est le type idéal que l'hygiéniste peut actuellement concevoir dans l'établissement d'une Maternité modèle. Nous allons voir que, dans nos Maternités lyonnaises, cet idéal, au moins pour quelques-unes, est bien loin d'être atteint.

B) Maternités lyonnaises.

Les services d'accouchements des hôpitaux de Lyon sont au nombre de quatre, car on ne peut compter comme Maternité le petit local réservé aux Chazeaux pour l'accouchement des femmes de ce service. L'installation y est si rudimentaire qu'on ne peut que souhaiter qu'il s'y fasse le moins d'accouchements possible. Le petit nombre de naissances qui s'y font peut expliquer, à la rigueur, pourquoi l'obstétrique conserve, à l'Antiquaille, un caractère primitif, presque familial, avec tous ses inconvénients et ses dangers.

La *Maternité de la Croix-Rousse* est plus importante puisqu'il s'y fait environ 250 à 300 accouchements par an. Telle qu'elle est organisée actuellement, c'est plutôt un endroit où on accouche qu'une Maternité hospitalière offrant les garanties nécessaires à la santé des accouchées et des enfants. Elle présente, en effet, une simplicité digne des Maternités des siècles passés. L'insuffisance des locaux y est manifeste. Elle se réduit, en effet, à la salle de travail et à la salle des accouchées.

La salle de travail est défectueusement éclairée pour les deux lits qu'elle renferme. Le sol est formé par un plancher, ce qui ne devrait jamais exister dans une salle de douleur. C'est dans cette salle que se fait l'examen des femmes enceintes qui viennent se faire examiner pendant leur grossesse et il est à peine besoin d'insister sur le danger de faire pénétrer dans cette salle des femmes avec leurs habits de ville. Point d'appareil à stériliser l'eau, ce qui est absolument indispensable dans une Maternité.

La salle des accouchées est suffisamment aérée. Il y aurait à isoler le fourneau de la salle. Mais, cette salle, de par l'insuffisance des locaux, doit servir en outre de :

Salle d'attente pour la consultation des femmes enceintes.

Salle de consultation pour les nourrissons.

Enfin la salle de bains annexée à la salle de travail est insuffisamment aérée.

La superficie des locaux occupés par la Maternité de la Croix-Rousse est tout à fait insuffisante pour établir un service convenable. Il y manque, en effet :

Un local de consultation externe pour les femmes enceintes et les nourrissons, avec salle d'attente, local indépendant, au moins relativement, de la salle de douleur et de celle des accouchées.

Une salle ou des cabinets d'isolement pour les maladies contagieuses tout à fait isolés de la Maternité.

Une salle de travail avec une organisation suffisante pour l'asepsie pendant le travail.

Une petite salle pour les opérations obstétricales, annexée à la salle de douleur devrait être organisée.

La Maternité de la Croix-Rousse, dans son état actuel, ne peut pas être utilisée, ni mise en état de façon convenable. La création d'un autre service s'impose absolument.

La *Maternité de l'Hôtel-Dieu* ; compte, chaque année, 8 à 900 accouchements, c'est donc un service d'une réelle importance et dont l'organisation mérite une attention sérieuse. Bien que refaite toute entière, il y a une dizaine d'années, elle présente encore des lacunes importantes qu'il serait urgent de combler.

Rien à dire de l'aération ni du chauffage. La grande salle d'accouchées est très acceptable pour ceux qui sont partisans des grandes salles dans un hôpital. L'organisation actuelle de la salle de douleur est à peu près satisfaisante. Mais la création d'une petite salle d'opérations annexe de la salle de travail s'impose aussi comme à la Croix-Rousse.

C'est surtout pour les services externes, consultations des femmes enceintes et nourrissons que les locaux manquent absolument. Actuellement, les femmes enceintes sont examinées dans une petite salle située entre la salle de travail et la salle de change des enfants et qui sert en outre :

De salle de bains;

De machinerie pour la stérilisation de l'eau ;

De local pour les petites interventions des suites de couches (injections intra-utérines, nettoyage de l'utérus).

Quant au service d'isolement, il est représenté par six lits de la salle Sainte-Marie (salle de médecine). Ce service est insuffisant pour les suites de couches pathologiques qui doivent subir des opérations de petite chirurgie (traitement intra-utérin, pansements, etc.).

Il serait donc nécessaire, pour assurer convenablement le fonctionnement de la maternité de l'Hôtel-Dieu de trouver les locaux nécessaires pour :

1° Les consultations externes des femmes enceintes et des nourrissons, autant que possible en dehors de la maternité.

2° Organiser un petit service d'infirmerie de maternité, ainsi que, croyons-nous, il en avait été question il y a trois ans, le service de Sainte-Marie étant déjà à cette époque considéré comme provisoire.

3° Créer, à côté de la salle de travail, une petite salle pour les opérations obstétricales.

La *Charité* comprend deux services d'accouchements : la *Maternité* et la *Clinique*.

La maternité, réparée à neuf, remplit à peu près toutes les conditions qu'on peut désirer, étant donnés les locaux où il a été nécessaire de la reléguer. Il eût été, évidemment, préférable que la consultation externe et le service des expectantes fussent placée hors des locaux de la Maternité comme cela existe à la Clinique obstétricale.

En l'état actuel, ils sont cependant disposés d'une façon telle, que leur isolement, bien que relatif, donne, cependant, quelque sécurité. L'existence de chambres d'isolement et d'une infirmerié distincte de la maternité, comme locaux et personnel, constitue une supériorité sérieuse de ce service sur les maternités de l'Hôtel-Dieu et de la Croix-Rousse. L'aménagement de la salle des douleurs et de la salle d'opération obstétricale est satisfaisant. L'aménagement des locaux réservés aux élèves sage-femmes est, au moins dans ses grandes lignes, à peu près conforme aux règles de l'hygiène.

La Clinique obstétricale constitue aussi, d'une façon générale, un service bien organisé. L'isolement des expectantes et de l'infirmerie est très complet.

Nous croyons, cependant, qu'il serait désirable d'y voir établir :

1° Une salle pour le change des enfants ;

2° Une salle pour les opérations obstétricales.

L'installation d'une galerie extérieure permettant de se rendre aux différentes parties du service, sans être obligé de traverser une série de pièces en enfilade, aurait une utilité incontestable.

XI. — LE SERVICE DE CHIRURGIE

Chaque chef de service envisage à sa façon l'organisation intérieure de ses salles d'opérations et de ses salles de malades, aussi nous sommes-nous borné à étudier, en chirurgie, l'hygiène des malades à un point de vue très général.

Nous examinerons successivement : l'hygiène du malade à son entrée en chirurgie ;

Le malade dans les salles avant l'opération ;

Le malade au moment de l'intervention ;

Le malade après l'opération.

A). La réception des malades en chirurgie et spécialement des blessés.

1° *Les locaux*. — Dans les hôpitaux où les services de chirurgie sont peu nombreux, la réception des malades se fait d'une façon suffisante. C'est ainsi qu'à la Croix-Rousse, à l'Antiquaille, la salle consacrée à cet usage est sssez grande, assez proprement entretenue. Mais en est-il de même à la Charité et à l'Hôtel-Dieu ?

A la Charité où, à toute heure du jour et de la nuit, on apporte des femmes en couches, ou atteintes d'avortement, il n'existe pas une salle, sinon d'opérations, mais au moins suffisamment propice pour que l'on puisse immédiatement faire le nécessaire. C'est une salle commune dans laquelle défilent aussi bien les scarlatines, les ostéomyélites que les femmes en travail. Il pourrait facilement exister une petite pièce spéciale dans laquelle serait examinée la malade nouvelle. A signaler, cependant, comme innovation excellente, la présence constante, à la porte de la Charité, d'une sœur capable de donner d'urgence les premiers soins aux malades apportées.

A l'Hôtel-Dieu, il n'existe réellement pas de salles de réception des malades, à moins que l'on veuille donner ce nom à cette pièce obscure dans laquelle s'entassent les arrivants, à ce petit réduit dans lequel, tous les jours, à trois heures, viennent se faire panser les furoncles, les panaris et les phlegmons. Impossible à l'interne le plus dévoué et le plus intelligent de faire œuvre utile dans un pareil local. Il doit, au contraire, éviter de toucher son malade, de panser une plaie de crainte de l'infecter, et il en est réduit à expédier son malade, tel qu'il le reçoit, dans une salle de pansement.

Et alors, nous l'avons tous vu le jour des grands accidents sur la voie publique, les blessés souillés de terre, de fumier, revêtus de leurs vêtements septiques sont directement apportés dans les salles d'opérations. Là même où on va être obligé de les opérer, ils sont déshabillés et nettoyés.

Il nous semble qu'un tel état de choses est déplorable et doit être rapidement amélioré.

Il faudrait, à l'Hôtel-Dieu, pouvoir organiser un *véritable service chirurgical de porte* que nous comprenons ainsi au point de vue des locaux :

a). Une salle d'attente.

b). Un salle de pansement, dans laquelle les malades seraient déshabillés. Leurs vêtements, directement portés à l'étuve et, de là, au vestiaire, seraient remplacés par des pantalons et des capotes propres fournis par l'hôpital (ce qui n'est fait actuellement que dans les salles de malades.

c). Une salle d'opérations très simple dans laquelle on pourrait exécuter la chirurgie d'urgence.

Enfin, ce service de porte devrait, autant que possible, être rapproché du service des bains, afin que, toutes les fois que la chose serait indiquée, le malade puisse être baigné avant d'arriver dans les services de chirurgie.

2° *Le personnel*. — Nous avons signalé l'excellente innovation de la Charité : présence constante d'une sœur infirmière à la porte. Malheureusement, à l'Hôtel-Dieu, cette mesure n'a pas encore été prise. Nous croyons même qu'à cause du grand nombre de malades, hommes et femmes, apportés jour et nuit, il faudrait, à la porte de l'hôpital général, un véritable service d'infirmiers. La sœur, ou les sœurs, seraient secondées par des infirmiers stylés et ce ne serait plus un veilleur somnolent qui panserait les malades et les transporterait sur un brancard sautillant en cadence. L'interne de garde ou de porte, serait alors dans la possibilité d'agir convenablement.

Des ascenseurs, marchant la nuit comme le jour, faciliteraient l'arrivée des malades à leur lit.

B). Le malade avant l'opération.

On trouvera, dans une autre partie de ce rapport, la description d'une salle hygiénique de malades ; aussi n'entrerons-nous pas ici dans les détails de cette organisation. Nous insisterons seulement sur quelques points particuliers à la chirurgie.

Plus encore que pour la médecine, il est indispensable que les salles soient petites et ne contiennent qu'un maximum de douze à quinze lits C'est l'intérêt du *chirurgien*, *du personnel* et des *malades*.

Dans une salle petite le *chef de service* a une surveillance facile et a ses malades mieux en mains. Quelle différence, pour un chirurgien, que de s'occuper, par exemple, de la salle Gensoul ou d'avoir ses malades perdus dans une salle aux lits innombrables comme Saint-Louis ou Saint-Paul !

Le *personnel* a son travail extrêmement facilité ;

une sœur cheftaine doit pouvoir, de sa place, surveiller tous ses lits et n'être plus reléguée dans un coin lointain d'où elle ne voit rien et n'entend rien. Les soins à donner en chirurgie sont si minutieux et si constants qu'il faut absolument qu'une sœur cheftaine n'ait sous sa direction qu'un nombre restreint de malades. Et, à cet égard, pour soulager le personnel hospitalier, trop souvent surmené, il est indispensable que les sœurs — toutes infirmières diplômées — n'aient qu'à veiller à l'exécution des soins médicaux, et qu'elles soient secondées, pour le gros ouvrage, par des femmes *dites de ménage*.

Pour les malades les avantages que leur offre une salle petite et peu peuplée sont innombrables : absence de bruit, de mouvements incessants, soins constants et immédiatement fournis par le personnel qui, par le fait même du petit nombre des appels, se trouve sans cesse à la disposition de chacun, etc.

Quelle différence, par exemple, pour une laparotomisée que d'être couchée dans la salle Saint-Paul à l'Hôtel-Dieu, ou à la salle Sainte-Madeleine à la Charité ! Là, c'est un défilé ininterrompu, durant la journée, d'élèves, de visiteurs, de malades venant des salles voisines, durant la nuit de blessés apportés au milieu des cris et des plaintes ; ici, au contraire, le calme et la tranquillité. Pour la chirurgie actuelle les grandes salles ne sont plus acceptables.

Cabinets d'isolement. — On doit même s'efforcer d'installer, à côté de chaque salle de malades, une série de petits cabinets d'isolement bien aérés, bien chauffés, bien éclairés.

Ces cabinets d'isolement devront être occupés par les nouveaux opérés, par les délirants, par les contagieux ; nous y reviendrons dans un instant.

Dépendances de la salle de malades. — Ce sont :

Un réfectoire;

Des cabinets d'aisances ;

Un cabinet à toilette ;

Une cabine de bains.

a). *Réfectoire.* — Dans une salle de chirurgie il y a toujours au moins la moitié des malades qui sont capables de se lever pour manger à table. Il est inutile d'insister sur les avantages qu'offre aux malades la prise en commun de leurs repas.

b). *Cabinets d'aisances.* — Voir leur organisation dans la première partie du rapport.

c). *Cabinet à toilette.* — Celui-ci doit être une véritable petite pièce et non pas un réduit obscur et sentant mauvais. Actuellement, quand les malades ont à leur disposition un malheureux robinet, celui-ci est placé à côté des cabinets d'aisances, tout contre le vidoir aux émanations nauséabondes. Qui accepterait de faire sa toilette dans de telles conditions? Aussi n'est-ce pas une objection que de vous dire que les malades n'en n'usent pas! Dans ce cabinet à toilette devraient être disposés, dans des boxes isolés, au moins deux bidets par salle de malades. Le premier pour les soins de simple propreté, le second pour les injections vaginales médicamenteuses.

Un modéle de cette organisation existe, dans le service de M. Augagneur, aux Chazeaux. A l'hospice

Renée Sabran, à Gien, nous avons vu des cabinets de toilette absolument parfaits.

d). *Cabine de bains.* — Une baignoire aseptique, à laquelle arriverait de l'eau bouillie, devrait être installée dans chaque service de chirurgie. Cette baignoire servirait à préparer le malade auquel on doit faire subir une opération aseptique. Aujourd'hui ce malade est envoyé au service général des bains où il est exposé à entrer dans une baignoire contaminée. C'est là un danger journalier.

Cette organisation existe, du reste, dans le service de M. Nové-Josserand, à la Charité.

C). Le malade au moment de l'opération.

L'Administration des Hôpitaux s'est appliquée, depuis 20 ans, à doter les services de chirurgie de salles d'opérations répondant aux nécessités de la science moderne. L'œuvre accomplie a été considérable; malheureusement trop souvent on a agi par à-coup, sans plan d'ensemble précis. Aussi, à l'Hôtel-Dieu, les salles d'opérations, du grand Pansement de Saint-Paul, de Saint-Louis, ne sont pas d'un abord facile pour les opérés venant de leur salle. Il faut franchir des étages, monter dans de longs couloirs, et c'est une perte de temps pour le chirurgien, un danger pour le malade qui est exposé à toutes les intempéries. On devrait toujours s'efforcer de placer la salle d'opérations au milieu des salles constituant le service; exemple : service du Dr Nové-Josserand, à la Charité.

Nous nous permettrons, en outre, d'attirer l'attention de l'Administration sur une lacune considérable. Dans aucun service, sauf celui du professeur Poncet, il n'existe de salle d'anesthésie. Le malade qu'on va opérer est amené directement sur le lit d'opération ; on fait les préparatifs nécessaires, la toilette préliminaire devant tous les assistants. Quelle angoisse inutile, quel affront souvent à la pudeur la plus légitime ! Dans une petite pièce isolée ce mauvais moment serait plus facilement passé, et l'anesthésie commencée dans une tranquillité très profitable à la rapidité de son exécution. C'est là de l'hygiène aussi moral que physique.

D). Le malade après l'opération.

L'opéré va être reporté dans son lit : sera-t-il placé dans la salle commune ? Nous croyons qu'ici se pose la question des cabinets d'isolement ; ceux-ci sont indispensables dans un très grand nombre de cas.

Tout laparotomisé, tout opéré sur les voies respiratoires (trachéotomie, laryngotomie), tout trépané devrait être placé dans un cabinet à part. Là, il passera la période critique post-opératoire — celle-ci ne dépassant pas trois ou quatre jours pour les interventions abdominales — puis il sera replacé dans la salle commune. Un roulement s'établit ainsi très facilement, de telle sorte qu'il suffit de deux cabinets ou trois pour répondre aux exigences ordinaires.

La salle commune reviendra d'emblée aux opérés banals de la chirurgie générale et, secondairement, aux convalescents sortis des cabinets d'isolement.

Dans ces cabinets isolés on pourrait aussi placer, à l'occasion, les délirants qui, par leurs cris continus, empêchent souvent toute une salle de dormir. Un dernier cabinet serait réservé aux contagieux, aux profondément infectés; il devrait être organisé de façon à pouvoir être très aisément désinfecté.

Actuellement, ces malheureux délirants ou infectés sont relégués, comme à l'Hôtel-Dieu, dans un service à part éloigné du chirurgien qui est chargé de les soigner, de telle sorte qu'on peut bien souvent dire qu'ils sont envoyés aux oubliettes.

Sans doute, de la création de ces cabinets d'isolements découle la nécessité d'augmenter le personnel ordinaire d'un service de chirurgie, mais l'intérêt des malades est si nettement en jeu que l'on est contraint de passer outre. Des infirmières ou infirmiers diplômés, religieux ou laïques, seront chargés de surveiller, jour et nuit, ces malades qui, par le fait même qu'on a jugé indispensable de les placer dans ces locaux réservés, demandent des soins particuliers.

E). La surveillance des malades durant la nuit.

Les chirurgiens sont unanimes à reconnaître que si, durant le jour, alors que les sœurs cheftaines sont dans leur salle, les malades sont bien soignés, il n'en est malheureusement plus de même la nuit. Ce sont des femmes âgées qui n'ont souvent plus comme gagne-pain que cette garde nocturne, qui remplissent ce rôle important. Elles ne savent rien des soins chirurgicaux en général, des soins à donner à tel ou tel opéré, en particulier. Somnolentes, sinon indifférentes, elles sont incapables de faire œuvre utile.

Il faut absolument que, par un roulement sagement combiné par l'Econome de chaque hôpital, on confie la garde nocturne à des sœurs infirmières. Celles-ci recevront, le soir, la consigne de la sœur cheftaine et souvent aussi de l'interne, lors de sa ronde, et devront inscrire, comme l'a ingénieusement institué, à l'Hôtel-Dieu, M. Vindry, sur une feuille d'observations, les incidents de la nuit.

F). La ronde de l'interne de garde

Chaque nuit, à l'Hôtel-Dieu, l'interne de garde est chargé de passer dans tous les services de chirurgie. Les conditions dans lesquelles se fait cette ronde sont lamentables. Seul, sans aucun aide (jusqu'à ces dernières années, la veilleuse se refusait à lui tenir une bougie), il doit exécuter des opérations délicates, au premier rang desquelles nous plaçons le cathétérisme des malades. Le malade disparaît sous un pansement énorme ; il a, que trop souvent, son lit souillé de matières fécales, etc., et on veut que l'interne, sans aide, fasse un cathétérisme *aseptique*. L'ironie est charmante... et le résultat ne se fait pas attendre.

Je ne crains pas d'être démenti par aucun chirurgien en disant que : cathétérisme exécuté à la ronde égale infection urinaire. Les chefs de service sont arrivés à défendre expressément le cathétérisme par la ronde.

Si on exécute le projet que nous proposions, de placer au service de la réception des malades des infirmiers stylés, il sera facile d'en désigner un qui, chaque nuit, sera à l'entière dispositions de l'interne de garde. Il sera chargé de lui préparer, d'une façon réellement sérieuse, les sondes, les instruments dont il aura besoin et l'accompagnera *toujours* pour lui prêter aide et assistance durant la ronde. Cet infirmier aura à sa disposition la clef d'une salle d'opérations et d'un arsenal où l'on ira facilement chercher le nécessaire; actuellement, la nuit, on est obligé de perdre un temps précieux pour réveiller un frère quand on a besoin d'une salle d'opérations ou d'un instrument quelconque.

G). Le pansement de trois heures.

Ce que nous avons dit de l'organisation d'un véritable service chirurgical de porte nous dispensera d'insister sur ce fameux pansement de trois heures.

Actuellement dans la salle où défilent, toute la journée, les nouveaux, viennent s'entasser les suppurants de toute nature; dans un recoin obscur et malpropre, ils sont pansés, et par qui? Par l'infirmier d'un grand service de chirurgie; par celui qui, à cinq heures, va remonter dans sa salle d'opérations y rapportant tous les germes de la suppuration.

Le local, le personnel doivent être changés, et cette organisation sera assez complète pour que l'on puisse soigner, à ce service chirurgical, cette quantité de malade atteints de panaris, de phlegmons, d'ulcères, etc., qui, tous les matins, assaillent le chirurgien, à la porte de sa salle d'opérations.

C'est l'intérêt du chirurgien et surtout celui de ces malheureux qui, pendant des heures, attendent, dans un couloir ouvert à tous les vents, le moment où ils seront pansés à la hâte.

XII. — CONCLUSIONS

Telles sont, Messieurs, les réflexions que nous ont inspirées nos visites dans les hôpitaux lyonnais. Vous le voyez, nous sommes bien loin, non seulement de l'idéal rêvé, mais même des progrès qui ont été réalisés à l'étranger et dans beaucoup de villes françaises moins richement dotées que notre cité.

Nous espérons que le Comité médico-chirurgical voudra bien persister dans la voie qu'il vient de tracer et réclamer énergiquement de l'Administration les réformes hygiéniques que nous sommes en droit d'exiger à l'aurore du XXe siècle.

RAPPORT

DE LA

COMMISSION DITE « DU PERSONNEL »

PAR MM.

ALBERTIN, Chirurgien des Hôpitaux ;
MOUISSET, Médecin des Hôpitaux ;
PAVIOT, Agrégé, Médecin des Hôpitaux.

I. — LES PORTEURS (De la porte aux services)

Ce service, pendant les heures de porte, semble suffisamment assuré ; nous n'avons pas eu à nous y arrêter.

Il n'en est pas de même en dehors des heures de porte, et la nuit surtout.

En *dehors des heures de porte* à l'Hôtel-Dieu, quand le transport d'un malade s'impose, on téléphone de l'Economat à la matelasserie (qui, on le sait, est à une extrémité diamétralement opposée à celle de la salle de réception). Deux porteurs arrivent et transportent le malade.

N'était la lenteur qu'impose l'éloignement de la matelasserie, ce service paraît, dans le jour, suffisamment assuré. Toutefois, si l'on compare cette organisation à celle de la Charité, il est certain qu'on pourrait demander quelque amélioration. A la Charité, les deux infirmiers porteurs pendant le jour, sont occupés au balayage du rez-de-chaussée et du premier étage qui règnent autour de la cour d'entrée ; au coup de sifflet donné par le garde de porte, ils doivent tout abandonner et se rendre à la salle de réception des malades. Ne pourrait-on pas demander qu'à l'Hôtel-Dieu le service de porteurs de jour, en dehors des heures de porte, soit assuré par deux infirmiers occupés à proximité de la cour d'entrée ; à la lingerie, par exemple, derrière l'économat ou, tout au plus, vers la machinerie ou les bains ; que, toutefois, par leur rapprochement, ce service soit plus rapidement assuré ?

Mais c'est surtout le service de nuit qui nous a paru insuffisamment assuré. Jusqu'à il y a 18 mois, la nuit, il n'y avait que le garde de la porte et le frère pour les inscriptions au bureau qui devaient assurer ce service nocturne. Autant que possible, le garde n'abandonnait pas sa porte, si un homme accompagnant le malade ou la malade reçu, était capable d'aider à son transport, le frère et cet homme portaient le malade à sa salle.

Tout récemment une première amélioration a été apportée. Un infirmier-veilleur répond à tout appel du garde et, ou bien conduit les malades dans les salles, ou les transporte en chaise avec le frère. En pratique, il semble que ce service de nuit soit assez bien fait dans ces conditions, et on ne voit plus, comme autrefois la porte de l'Hôtel-Dieu rester close aux coups de sonnette pendant quinze ou vingt minutes.

Est-ce suffisamment assuré, comme service de nuit, néanmoins ? Nous ne le pensons pas, puisqu'à la Charité, où les accidents ou maladies nécessitant un transport à bras d'homme sont plus rares, deux infirmiers veillent l'un se couchant et l'autre pas, en plus du garde. A l'Hôtel-Dieu, les trois hommes veillant ou pouvant être réveillés la nuit, doivent forcément être dérangés plusieurs fois par nuit. Le veilleur de nuit interrogé devant nous par M. l'administrateur-directeur signalait une moyenne de 90 à 100 réveils par mois. Le contrôle mériterait d'être fait. Il est certain que trois réveils par nuit constituent une fatigue trop grande.

Il y a lieu, en somme, de signaler à l'administration que ce service peut être trop pénible, soit pour être bien fait, soit pour ne pas atteindre la santé du veilleur. Bien entendu, sous bénéfice d'un contrôle rigoureusement exercé pendant un certain temps pour voir, d'une façon sûre, combien de fois il est dérangé en moyenne par nuit.

II. — AMÉLIORATION DU SORT DES INFIRMIERS

Actuellement leur rémunération est, à l'entrée de 3 fr. 25, puis progressement, ils passent à 3 fr. 50 et 3 fr. 75.

Aux frotteurs il est donné un demi-litre de vin le matin en plus.

S'ils tombent malades ils peuvent être soignés à

l'Hôtel-Dieu pour rien; s'ils sont soignés chez eux les remèdes leur sont donnés — on peut même ajouter que les remèdes leur sont délivrés pour les membres de leur famille malades — mais toute assistance pécuniaire, régulièrement due, cesse en cas de maladie.

Toutefois, quand un employé a rendu depuis plusieurs années des services dont on était satisfait, sa femme obtient, le plus souvent, et pendant plusieurs mois, un secours de 50 fr. le premier mois, ensuite de 25 fr. pendant un ou deux mois ; à ce point de vue, l'employé est à la discrétion du directeur : théoriquement il ne lui est rien dû.

Cette rémunération paraît, aujourd'hui, comparée à celle des autres manœuvres employés dans la ville, notoirement insuffisante. D'ailleurs il nous est revenu que les employés, infirmiers et journaliers figurent, sur les comptes fournis par l'administration à la préfecture, pour une somme de 4 fr. par jour. Il s'agit peut-être d'une moyenne, car des infirmiers de pansement à la Charité peuvent gagner 4 et 5 fr. Au surplus, nous n'avons pu nous assurer de ce fait, mais il est très probablement certain, .car, il y a quelques années, les employés de l'Hôtel-Dieu avaient fait des démarches demandant à gagner les 4 francs signalés sur les comptes fournis à la préfecture : ils ont d'ailleurs échoué.

Quoiqu'il en soit, tous les chirurgiens et médecins sont bien d'accord pour reconnaître l'insuffisance de ce personnel.

Si l'on recherche les raisons de son insuffisance, on les trouve dans l'absence de toute éducation spéciale en vue des services qu'on leur demande.

L'administration ne cherche pas à en faire autre chose que des manœuvres. Et elle en trouve tant qu'elle veut et aux prix que nous avons indiqués.

Or, l'intérêt des malades n'est certainement que mal servi par un personnel qui n'a pas la moindre notion de l'hygiène, qui ne reçoit aucune éducation personnelle, même élémentaire. Les chirurgiens savent quel temps leur est nécessaire pour former un infirmier de pansement, même intelligent ! Aussi ils savent quelles concessions ils doivent faire pour le garder quand il est éduqué.

Les mesures qui s'imposent sont donc :

1° Relever leur niveau d'instruction personnelle.

2° Relever leur bien-être matériel.

Pour la première de ces mesures la création d'une école d'infirmiers y répondra. M. Albertin doit s'occuper de cette question dans la partie de ce rapport qu'il s'est spécialement réservée.

Quant à la seconde, elle peut être envisagée comme solidaire de la première. Il est certain que le passage à l'école d'infirmiers va créer immédiatement une classe supérieure dans le personnel des journaliers des hôpitaux.

De cette classe, la rémunération devra certainement être augmentée. Fort probablement sans augmentation globale bien considérable de frais, parce que, plus habiles, les infirmiers qui auront passé par l'école d'infirmiers rendront des services qui permettront de diminuer leur nombre.

Mais l'augmentation de frais serait-elle réelle qu'il ne semble pas que cela doive arrêter, la nécessité s'imposant de créer, parmi les infirmiers, une catégorie d'hommes plus instruits qui seraient aux manœuvres d'une classe inférieure ne pouvant pas aborder l'école d'infirmiers pour insuffisance d'instruction primaire,ce que les infirmiers de visite sont aux infirmiers d'exploitation des hôpitaux militaires.

Mais, infirmiers ayant passé par l'école ou manœuvres employés aux gros ouvrages d'un hôpital, les uns et les autres, avec le régime actuel, resteront toujours en infériorité, au point de vue de l'épargne, vis-à-vis des ouvriers d'autres corporations.

Nous savons bien que l'administration ne se défait pas de ses bons employés pour des raisons d'âge, elle les garde, pour ainsi, dire indéfiniment. Mais cela est-il un bien ? Quand un infirmier a veilli, arrêté dans sa routine, l'éducation qu'on lui donnera fatalement rudimentaire, ne pouvant le rendre apte à évoluer, il n'est pas à souhaiter qu'il dépasse un certain âge dans le service hospitalier. Il serait donc à désirer qu'à 55 ou 60 ans ils aient une vie suffisamment assurée pour que, sans remords, et sans toucher aux droits humanitaires l'administration puisse s'en défaire.

Enfin, il reste encore les risques-maladies que l'administration n'endosse, officieusement, que pendant deux ou trois mois, et encore pour ses seuls bons employés.

La nécessité d'une caisse de secours mutuels s'impose donc.

Depuis longtemps on l'avait senti. M. Mouisset, dans les premiers temps de son administration de la Charité, aurait tenté de mettre un projet debout. Nous ne savons pas au juste jusqu'où on alla, mais, de nos renseignements il semble résulter que ce qui a justement arrêté l'administration, c'est qu'en « commissionnant », à un moment donné, des employés qui même jusque là. pendant plusieurs années, avaient été bons, elle pouvait se trouver liée moralement avec des hommes qui déméritaient par la suite. En somme, on a dû y renoncer et très justement. On vient d'en faire l'expérience pour les garçons de la Faculté de Médecine, pour les-on a dû renoncer à la retraite faite par l'administration elle-même.

Il semble donc que la mesure des « infirmiers commissionnés » ne serait pas à désirer.

Reste l'affiliation des infirmiers à une société de secours mutuels en dehors de l'administration des hospices.

Or, cette société existe, et l'administration, sans aucune ingérence, pourrait s'y intéresser. Elle pourrait montrer, par des dons ou des gratifications, peut-être par la délivrance des remèdes à très bas prix, par l'inscription de quelques membres honoraires qu'elle s'y intéresse.

Tandis que si cette société existe, l'administration

veut l'ignorer. Un administrateur-directeur d'un des grands hôpitaux de Lyon ignorait son existence au mois de juin 1902, et c'est par l'économe d'un autre grand hopital que nous avons pu nous procurer un livret et les statuts de cette société.

Or, elle est dûment et légalement constituée, mais les encouragements qu'elle reçoit sont si insignifiants, que beaucoup d'infirmiers hésitent à s'en mettre ; ceux qui y entrent ne seraient même pas des meilleurs.

Elle serait parfaitement utilisable dans le but que nous visons, car un article lui permet l'admission d'autres membres en dehors des gens appartenant aux hospices. C'est la facilité, donnée à un infirmier, de quitter les hôpitaux tout en restant affilié à la même société.

Nous vous proposons donc d'indiquer cette solution à l'administration, pour améliorer l'avenir et engager à l'épargne son personnel infirmier.

Toutefois, nous proposons à la Société d'indiquer ses desiderata, à ce sujet, à l'administration ; on trouverait dans son sein, des hommes plus compétents et plus aptes que nous à trouver une solutiou pratique.

— Un dernier point sur lequel votre commission vous propose d'attirer l'attention de l'administration, c'est sur la tenue des infirmiers et journaliers. Elle est modeste et peu coûteuse certainement, telle que nous la voyons aujourd'hui ; mais, dans certaines circonstances où elle fut produite en public, elle souleva la risée.

Cependant, dans certains établissements hospitaliers, les administrateurs ont pu doter les employés d'une tenue moins inélégante que celle des infirmiers de l'Hôtel-Dieu.

Le goût de la propreté et l'hygiène de ces employés se ressentiraient rapidement d'un uniforme pour l'extérieur ; la tenue de travail restant sobre et économique à l'intérieur.

III. — LES VEILLEUSES

Votre commission croit aussi utile de vous proposer d'appeler l'attention de l'administration sur le *personnel des veilleuses* au moins à l'Hôtel-Dieu.

Un système plus précis, plus surveillé, est appliqué à l'Hôtel-Dieu depuis un an environ. Les principes de ce système sont les suivants :

Les veilleuses sont toujours commandées par des sœurs.

Les sœurs de garde ont rarement deux salles à surveiller la nuit, jamais plus toutefois, et certaines grandes salles sont sous la garde d'une sœur et d'une veilleuse.

Pour rendre ce service plus surveillé, pour que les absences ne passent pas inaperçues sans qu'on y pare, une feuille de journée est fournie tous les soirs à l'économat sur le personnel passant la nuit (sœurs, veilleuses et journalières).

On a institué parmi les veilleuses, des catégories : veilleuses en titre, veilleuses adjointes, plus une quinzaine de veilleuses pour les remplacements.

La cheftaine d'une salle ne la quitte le soir qu'après avoir remis à la veilleuse ou à la sœur de garde, une feuille de nuit, où sont portées les indications particulières touchant certains malades. Si l'interne de garde est appelé, une colonne reçoit ses observations. La veilleuse, le lendemain matin, ne quitte la salle qu'après avoir remis en mains propres à la cheftaine, la feuille de nuit.

Enfin, pour ne pas faire revenir les veilleuses, leur permettre de se reposer, la garde de jour de midi 1/2 à 1 heure n'est plus faite par elles, mais par les sœurs (cette réforme fut même assez difficile à obtenir du personnel qui finit par s'incliner).

Qu'a donné ce système en pratique ? Nous pensons qu'on ne peut pas encore le juger. Toutefois, les plaintes ont paru diminuer auprès de l'administration. On peut déjà signaler un fait, c'est que rarement les chefs de service emploient la feuille de nuit pour les prescriptions et rarement les internes de garde appelés, y consignent leurs observations.

Si donc, au point de vue médical pur, les cases de ces feuilles sont rarement utilisées, du moins ces feuilles servent de liens, par leur remise à l'entrée et à la sortie, entre la veilleuse et la cheftaine qui, du moins de vive voix, se signalent les événements de la nuit d'une salle et les malades à surveiller particulièrement.

En somme, la question des veilleuses nous semble momentanément à réserver.

IV. — STÉRILISATION DES PANSEMENTS

Les objets destinés aux pansements : coton, gaze, etc. sont stérilisés à l'Hôtel-Dieu, sous la responsabilité du pharmacien en chef de l'Hôtel-Dieu.

Ils sont passés à l'étuve à vapeur sous pression à 120°.

La plupart des objets de pansement sont enfermés dans des boîtes métalliques qui sont scellées, plombées par l'infirmier chargé de la stérilisation et, en sortant de l'étuve, livrés directement aux services de chirurgie.

Ce service fonctionne bien et on peut affirmer qu'il offre toute garantie, mais à la condition que les objets soient renfermés dans des boîtes et soient soustraits à toute manipulation avant d'être employés.

Nous avons à regret constaté qu'à côté des boîtes métalliques, on plaçait dans l'étuve une assez grande quantité de paquets de coton renfermés dans des enveloppes de papier.

Ce coton n'est pas mis en bandes, n'est pas disposé pour l'emploi immédiat. Il doit, avant d'être employé, subir de nouvelles manipulations et perdre, par conséquent, toutes ses qualités d'asepsie.

Nous attirons l'attention des chirurgiens sur ce point. S'ils veulent avoir des pansements stérilisés, ils doivent se procurer des boîtes métalliques de dimensions variées en nombre suffisant pour assurer leur service quotidien. Ils donneront les ordres nécessaires pour que ces boîtes soient garnies, les unes, d'un pansement complet, grand ou petit, les autres, de tampons, compresses de gaze, etc. Ces boites leur seront livrées stérilisées, sous garantie du plombage et, dans aucun cas, ils ne devront accepter des pansements en garenne ayant subi des manipulations après la sortie de l'étuve.

Au grand pansement de l'Hôtel-Dieu, pendant longtemps, on avait la manie de sortir les pièces de pansement des boites et de les disposer sur des plateaux, bien en ordre, à portée du chirurgien ou de ses aides. On a eu beaucoup de peine à supprimer ces plateaux néfastes et à faire comprendre au personnel que la plus innocente manipulation faisait perdre aux objets leur qualité aseptique.

Nous ne savons à qui sont destinés ces paquets de coton stérilisé, dans des enveloppes de papier, mais nous espérons que, sur le refus du chirurgien d'accepter de pareils pansements, cette pratique disparaîtra.

L'étuve de l'Hôtel-Dieu peut recevoir 35 à 40 boites. Si le service de la pharmacie de cet hôpital continue à centraliser la pratique de la stérilisation des pansements pour les divers hôpitaux, il sera probablement nécessaire de faire deux séances de stérilisation des pansements par jour.

D'ailleurs, sous l'influence des chefs de service, préoccupés de l'hygiène, les étuves des hôpitaux excentriques, qui ont sommeillé pendant quelque temps, vont reprendre leur activité et il y aura lieu d'étudier la pratique de la stérilisation des boites à pansement dans chaque hôpital. Cela nous parait réalisable et supprimera le transport de l'Hôtel-Dieu à chaque hôpital.

V. — L'ÉTHER ANESTHÉSIQUE

Nous avons cru devoir nous occuper de cette question qui est de toute importance, étant donnée la faveur accordée par les chirurgiens lyonnais à ce mode d'anesthésie.

Pendant quelque temps on a fourni aux chirurgiens de l'éther Adrian.

Les appréciations sur la qualité de cet éther ont varié, et il a paru que son prix de revient dépassait les qualités qu'on pouvait exiger de lui. Cependant, quelques chirurgiens exigent de l'éther Adrian et on le leur fournit.

La pharmacie de l'Hôtel-Dieu fournit couramment, comme éther anesthésique, un éther rectifié par la Société des usines chimiques du Rhône et, au point de vue chimique, cet éther présente toutes les garanties de pureté désirables.

Le pharmacien en chef de l'Hôtel-Dieu fait le contrôle fréquemment et n'a eu à constater aucune défaillance dans la fourniture de cet anesthésique.

Nous ne pouvons qu'encourager ce contrôle qui doit être renouvelé à chaque fourniture, à chaque livraison, pour éviter les réclamations qui se sont si souvent produites contre la mauvaise qualité de l'éther anesthésique.

L'éther est livré par flacon en verre jaune contenant 125 grammes d'éther. Le flacon est plein, bouché et cacheté. Lorsqu'un flacon est entamé, s'il n'est pas utilisé dans la même séance pour l'anesthésie, il doit être affecté à d'autres usages, désinfection, etc.

Nous engageons donc les chirurgiens à veiller à ce que les flacons d'éther leur soient livrés dans les conditions qu'a adoptées le service de la pharmacie.

Le chloroforme anesthésique délivré par la pharmacie est du chloroforme Adrian, soit en flacon, soit en ampoules.

VI. — L'ÉCOLE DES INFIRMIERS

Il existe dans les hôpitaux de Lyon, un très petit nombre d'infirmiers ayant une éducation professionnelle suffisante. Chaque chirurgien a éduqué lui-même son infirmier et le garde à moins qu'une entreprise privée ne le lui enlève à prix d'or, ce qui n'est pas difficile étant donné l'insuffisance de la rétribution hospitalière des infirmiers dits de pansement.

Nous pensons qu'il serait possible de créer une école d'infirmiers où seraient admis un nombre relativement restreint d'élèves infirmiers, au début tout au moins.

Les candidats devraient subir un examen sommaire permettant de juger à la fois leur intelligence et leur instruction. Une fois cet examen d'aptitude passé, ils pourraient suivre des cours professionnels en même temps qu'on les répartirait dans les différents services de chirurgie pour doubler les infirmiers existant.

Ce cours pourrait être confié à un interne, de préférence à un prosecteur ayant fait les conférences de petite chirurgie. Cet enseignement serait surtout pratique et élève infirmier faisant en même temps le service dans les salles d'opérations, de pansement, s'initierait plus rapidement aux détails et aux minuties de ses fonctions.

Les hôpitaux doivent former des infirmiers pour leur service intérieur et ils doivent chercher à les conserver.

Aussi ne croyons-nous pas qu'il y ait lieu d'instituer pour les infirmiers,ni diplômes,ni titres qui,une fois obtenus ne serviraient au titulaire qu'en dehors des hôpitaux et, bien souvent, à un mauvais usage.

Lorsqu'un infirmier aura suivi les cours, lorsque le chef de service auquel il est attaché notifiera à l'administration qu'il est à la hauteur de ses fonctions, l'infirmier sera alors consacré par son inscription sur le livre de journées avec un appointement spécial. C'est en payant convenablement les infirmiers de pansement que vous les attirerez et les conserverez.

Nous estimons que ce n'est pas payer trop cher un infirmier véritable que de lui donner 5 à 6 francs par jour. Beaucoup ne gagnent que 3 fr. 25 ou 3 fr. 50; aussi cette profession est-elle peu enviée. Cette question des infirmiers a été effleurée dans bien des parties de ce rapport et l'on ne peut que répéter que presque tout est à faire à ce point de vue.

VII. — RÉGIME ALIMENTAIRE. — HEURES DES REPAS. — DISTRIBUTION DES MÉDICAMENTS. — HYGIÈNE INDIVIDUELLE DES MALADES DANS CHAQUE SERVICE.

Une double réforme s'impose pour le régime alimentaire dans les hôpitaux :

1° Modifier les heures des repas.

2° Empêcher les malades qui peuvent se lever de manger dans leurs lits.

Actuellement les aliments sont distribués dans les salles, à 10 heures du matin et à 4 heures du soir. Pourquoi ces heures anormales? La seule explication possible est celle qui nous montre à une époque très éloignée, les occupations journalières réglées sur la marche du soleil. Mais, depuis que l'éclairage sous ses diverses formes a permis d'utiliser le temps d'une façon différente, les habitudes se sont modifiées. Les visites médicales ne se font plus de 7 heures du matin à 10 heures, mais de 9 heures à midi. Partout on a reculé, les heures des repas qui ont été repoussés à midi et à 6 heures ou 7 heures. Dans les hôpitaux de Lyon : rien n'a été changé c'est le système ancien qui règle les heures des repas.

Tous les avis sont unanimes pour reconnaître l'urgence de la seconde réforme consistant à empêcher les malades, qui peuvent se lever, de prendre leurs repas dans leurs lits. On a émis le vœu de la création de réfectoires et, déjà avant l'organisation de salles spéciales, l'administration a installé, dans certains services des tables pour les repas des malades. Or, les deux réformes sont solidaires. Si l'on veut que les malades ne mangent plus dans leurs lits, il faut distribuer les aliments à d'autres heures.

Actuellement le repas du matin est servi 10 heures. C'est le moment de la visite du médecin, et les malades doivent être couchés dans leurs lits. On continue donc à *distribuer le régime* aux malades couchés, c'est-à-dire à déposer les aliments sur les draps pleins de taches. Pour le repas du soir, les mêmes abus persistent, même si l'on exige que les malades se réunissent autour de la table. Certains malades disent qu'à 4 heures il ne sont pas disposés à manger, car l'estomac ne peut changer ses habitudes. D'autres trouvent trop long l'intervalle qui sépare le repas du soir et le déjeuner du matin. Les uns et les autres conservent la nourriture qu'on leur donne et la consomment plus tard dans la soirée. Pouvons-nous leur faire un reproche? Assurément non. La régularité des heures des repas est une condition importante de l'hygiène alimentaire. Personne n'accepterait, dans un hôtel, dans une maison de santé, de se plier aux exigences contraires à l'hygiène. Nous ne devons pas imposer plus longtemps à nos malades ce que nous refuserions nous-même. L'hésitation n'est pas possible. Avant la création de réfectoires pour les malades, il faut installer des tables de service dans les salles, supprimer les repas pris au lit et, pour que cette réforme se fasse, il est indispensable de changer les heures des repas. La propreté élémentaire le demande, l'hygiène l'exige. Après l'intérêt des malades on peut bien faire valoir celui du médecin. Quelle heureuse modification sera réalisée le jour où le chef de service fera sa visite sans entendre un bruit de vaisselle sans avoir devant les yeux des détritus d'aliments, et sans risquer de rencontrer un os de poulet en palpant son malade,

Il importe également de modifier l'heure de la distribution des médicaments et des alibiles. Actuellement pendant la visite du chef de service, les portes de la salle s'ouvrent avec fracas, puis on entend un bruit de pas cadencés, accompagné de cliquetis : c'est un employé qui porte sur sa tête tous les produits de la pharmacie, et le bruit se prolonge, se déplace, se répète, interrompu quelquefois par le frottement de la pelle à charbon maniée par une sœur.

De même encore les parents, les visiteurs ne devraient pas pénétrer dans les salles pendant le temps réservé à la visite médicale, car les promenades bruyantes, les conversations à haute voix gênent l'examen des malades.

A propos de la visite des étrangers nous connaissons tous les abus qui existent dans les hôpitaux. Chaque année des malades meurent victime de l'imprudence de leur famille ou des amis qui leur apportent des aliments ou des boissons malgré l'avis du médecin. Pour ces inconvénients les sœurs doivent exercer un surveillance active dans leurs salles. Mais, pour que la consigne soit exécutée avec rigueur, nous devons convenir qu'il y a lieu d'améliorer la nourriture des malades. Dans certains hôpitaux, à l'Hôtel-Dieu en particulier, les mets sont peu appétissants, et on expose les malades au désir, souvent justifié, de se faire apporter la cuisine du dehors.

Un mot encore au sujet du régime. La distribution de la nourriture se ferait dans de meilleures conditions, si les aliments arrivaient par un monte-charge aboutissant à un point central des différents services de chaque étage. On ne verrait plus ces escouades mixtes, composées de sœurs, d'infirmiers, de malades de bonne volonté, portant péniblement marmites, gamelles, récipients de toutes sortes avec le contenu insuffisamment protégé ou parfois débordant, et les médecins, arrivant dans leurs services, ne trouveraient plus le menu du jour inscrit, sur l'escalier.

En résumé, nous demandons les améliorations suivantes :

1o Une nourriture meilleure pour les malades, dont les aliments doivent être mieux préparés et mieux présentés.

2o Un autre mode de distribution des aliments et des alibiles.

3o La suppression des repas pris au lit.

4o Le changement des heures des repas.

Pour cette dernière réforme nous proposons les heures suivantes :

1er déjeuner de 6 h. à 7 h.

Repas principaux à 11 h. et à 6 h.

La propreté des malades fait partie de leur traitement. Il importe qu'elle soit assurée d'une façon plus complète et plus constante. Lorsqu'un malade arrive à l'hôpital, s'il est couvert de parasistes, si sa peau est noire, on lui fait subir un nettoyage complet, on le lave, on le frotte et cette toilette se fait assez bien. Mais, si le nouveau venu n'attire pas l'attention par une malpropreté extraordinaire, on attend une prescription spéciale pour le faire bénéficier d'un lavage général. Or, la propreté individuelle est la première loi de l'hygiène, et l'hygiène constitue la première partie de tout traitement. Nous demandons qu'à l'avenir, tout malade, dès son arrivée dans la salle où il est reçu, soit lavé et savonné, de façon à ce que tout son corps soit propre. Un grand bain est le moyen le plus simple d'obtenir ce résultat et, lorsque la maladie ne permet pas la balnéation, il est toujours possible, en couchant le malade sur une toile cirée dans son lit, de lui faire un lavage général avec de l'eau tiède et du savon.

Cette première toilette ne sera pas toujours suffisante, il faudra la renouveler si la durée du séjour à l'hôpital se prolonge. Il faudra veiller également à la propreté partielle, multiplier les bains de pieds, couper les ongles. Actuellement on coupe les cheveux, on rase la barbe et on respecte parfois des ongles qui, aux mains, constituent de véritables griffes, et se dressent en forme de cornes au-dessus des orteils.

Il faut que les malades se lavent tous les matins et, s'ils ne peuvent se lever, il faut qu'on les aide à faire leur toilette dans le lit.

La nécessité d'assurer la propreté des malades a été plusieurs fois exprimée. Dans les cours d'infirmières, les sœurs ont entendu des recommandations précises et, cependant le résultat obtenu a été très incomplet.

Dans l'espoir de réaliser la réforme désirée, et pour faciliter l'exécution des soins de toilette que nous demandons, nous formulons les vœux suivants :

1° Organisation, dans chaque salle de malades, d'un service de bain avec appareil de chauffage, de façon à pouvoir donner à toute heure les bains nécessaires.

2° Établissement, dans chaque salle, d'un lavabo, pour les malades avec accessoires tels que brosses à dents, bidets, appareils d'irrigation (dans les salles de femmes).

3° Désignation d'un employé : infirmier, sœur ou infirmière, qui, choisi dans le personnel de chaque service, aura pour fonction spéciale de veiller à la propreté des malades.

Il resterait à parler des modifications à apporter à certains ustensiles, tels que chaises percées, crachoirs... La cuvette de la chaise ne doit plus être en métal, mais en faïence ou en verre pour faciliter le nettoyage. Le type de crachoir individuel doit être modifié et il faut assurer la désinfection des crachats. Nous pensons que ces réformes sont du domaine de l'hygiène générale.

Imp. P. Legendre et Cie, Lyon

COMITÉ MÉDICO-CHIRURGICAL

Extrait du procès-verbal de la séance du 20 Mars 1903

Le Comité, à l'unanimité des 18 membres présents, approuve les termes et les conclusions des rapports qui lui sont présentés par ses deux Commissions.

Pour attirer plus spécialement l'attention de l'Administration sur certains points d'extrême urgence, il émet les vœux suivants :

1° Vœu tendant à ce que, dorénavant, l'Administration *ne fasse rien*, ni comme construction neuve, ni comme réparation, dans les hôpitaux, *sans consulter le Comité médico-chirurgical ou la Commission d'hygiène de celui-ci.*

2° Vœu tendant à *l'amélioration hygiénique* immédiate, mais *aussi économique que possible,* des vieux hôpitaux, spécialement de l'Hôtel-Dieu et de la Charité, en attendant la construction d'un hôpital sur la rive gauche, l'agrandissement du Perron, qui permettront *la désaffectation ou, au moins, le désencombrement* des premiers, par la diminution du nombre des lits de l'Hôtel-Dieu et de l'éloignement de la Charité des vieillards et des enfants contagieux.

3° Vœu tendant à ce que l'Administration étudie, *de concert avec la Commission d'hygiène du Comité médico-chirurgical,* les moyens de réaliser la *prophylaxie de la tuberculose* dans les hôpitaux.

4° Vœu, que l'Administration mette en œuvre toutes les *améliorations intérieures* proposées dans les rapports, quant aux services généraux, de médecine, de chirurgie, infantiles ou d'accouchement.

5° Vœu en faveur de l'*amélioration de la situation matérielle et morale* (paye, logement, nourriture, récréations) du *personnel secondaire* destiné à remplir les fonctions d'*infirmier ou d'infirmière.*

www.ingramcontent.com/pod-product-compliance
Ingram Content Group UK Ltd.
Pitfield, Milton Keynes, MK11 3LW, UK
UKHW020938180726
13838UKWH00003B/1016

9 782329 384689